「血管を鍛える」と超健康になる!

池谷敏郎

三笠書房

プロローグ

いくつになっても、誰でも「血管」をしなやかに、強くできる――

脳卒中、心筋梗塞……突然死を防ぎ100歳まで元気！

みなさん、こんにちは。池谷医院の院長・池谷敏郎です。

私は内科・循環器科専門の診療所を開き、日々多くの患者さんと接しています。患者さんとお話ししていると、

「先生、私の血液はサラサラですか？　ドロドロですか？」

そんな質問をよくされます。

テレビや雑誌などの影響でしょうか、ご自分の血液が「サラサラかどうか」は、みなさんとても気になるようですね。

もちろん、血液自体がドロドロかサラサラなのかは、それなりに重要です。けれど、それ以上に重要なのは、**血液を運ぶ「血管の力」が健全か否か**なのです。

若々しい「血管」が、若々しい体と脳を保つ

長寿で有名な沖縄では100歳近くの〝おばぁ〟が毎日畑に出て、自分でご飯をつくり、家族や友人と笑い語らいながら暮らしています。そして、最期の瞬間まで元気に生き切る。まさに理想的な「ピンピンコロリ」人生です。

ある指標によると、沖縄の長寿者に共通していることは、**「血管年齢」が実年齢より若い**ということ。一方、最近は若年層で、**「血管年齢」が実年齢よりも高い人**が目立つようになってきました（「血管年齢」については後ほど詳しく説明します）。

両者をよく調べてみると、心臓から全身に至る太い動脈（大動脈）はどちらも年齢相応で、**末端の動脈のしなやかさに大きな差があるらしい**のです。

私はよく、血管の状態を桜の木にたとえてご説明しますが、大動脈は「幹」、末端の動脈は「枝葉」です。

老木だけど、枝葉に養分が行き渡り、春になると満開の桜を咲かせるのが沖縄

の長寿者。一方、幹はまだ若いけれど、枝葉が貧弱でちらほらとしか花をつけられないのが血管年齢の高い若者。

桜の木の幹や枝葉はすべてつながっていて、これらが元気で全体がうまく流れていれば、桜の樹齢に関係なく美しい桜を咲かせることができます。

私たちの体も桜の木と同じ。健康や若々しさ、美しさは、桜の木の幹や枝葉のように、**全身のあらゆる臓器に必要な栄養や酸素を送る「血管」にかかっている**といっても過言ではありません。

体中に存在する細胞にとっては、血管こそが生命線なのです。

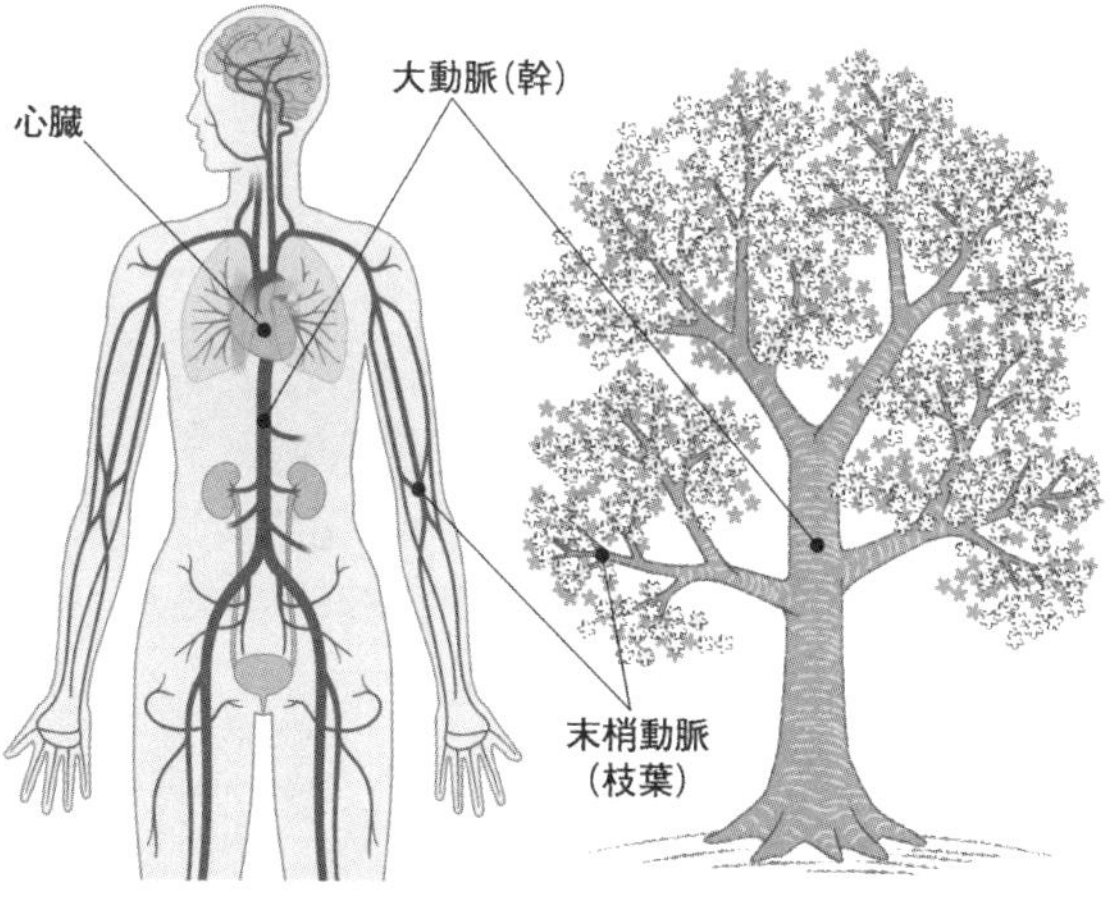

19世紀の内科医オスラーが**「人は血管とともに老いる」**の名言を残したように、血管の老化は全身の老化の根本的な原因となります。

密やかに体の中で進んでいる「怖～いこと」

若いころは弾力があり、しなやかな血管も、年を重ねるほどに弾力が失われ、硬くなっていきます。残念ですが、これは、自然なことでどんな人も避けられません。

おそろしいのは、血管が硬くなるだけでなく、血管の内側が盛り上がり、血液の通り道が狭くなって血流が滞るということです。

これが、いわゆる**「動脈硬化」という血管の老化**です。みなさんも、よく耳にされているのではないでしょうか。

生活習慣病や喫煙などのリスク要因が加わると、年齢の変化を超えて、動脈硬化がどんどん進んでしまいます。その結果、血管が詰まったり、切れたりして心筋梗塞や脳卒中を引き起こし、**最悪の場合には「突然死」や「寝たきり」「認知症」を招いてしまう**ことだってあり得るのです。

現に、日本人の「4人に1人」は血液・血管が原因の病で亡くなっています。これはガンにも匹敵する数値ですが、深刻な問題の割にみなさんの関心が低く、残念に思っています。

血液を運ぶ「血管の力」は健全か？

どうすれば、「突然死」を防ぎ、沖縄の〝おばあ〟のように、いつまでも元気に過ごすことができるのでしょうか。その鍵を握るのは「血管年齢」よりも**「血管力」**だと私は考えています。

「血管力」とは、私がつくった言葉で、

「血管年齢」＝血管の硬さを表わした指標。血管が〝何歳相当に硬くなったか〟を表わす

のに対し、

「血管力」＝血管全体がしなやかさを保ち、その内壁はなめらかで、血液をスムーズに循環させることのできる力

のことです。血管の「硬さ」だけに注目するのでは足りないのです。
みなさんには、**本書を通してこの「血管力」を高めていただきたい**のです。

血管若返りの秘薬「NO《エヌオー》」とは？

これまでも著書やテレビ、雑誌などで「血管力」についてご紹介してきました。おかげさまで少しずつですが、みなさんに「血管の大切さ」をお伝えできていると手応えを感じています。

さらに、血管についての理解を深めていただき、「突然死」で倒れる人をひとりでも減らしたい、最期の瞬間まで生き生きと過ごしていただきたい。そんな願いから、本書では、これまであまり大きく取り上げてこなかった**「NO《エヌオー》＝（一酸化窒素）」**という物質にとくに注目して、「血管力」を高める方法を紹介していきます。

この「NO」は私たちの体内で生成されるのですが、とにかくその働きは驚くほどすごいのです。

本書では、血管（動脈）内での働きのみに限定しますが、ここでほんの少しだけご紹介しましょう。

- **血管を拡張する**
- **血流をよくする**
- **血圧を下げる**
- **動脈硬化を防ぐ**

……

いかがですか？

ざっと挙げただけでも、「これはすごい」と感じていただけることでしょう。

残念なことに**私たちの血管は加齢とともに動脈硬化が進み、その壁はしなやかさを失って厚く硬くなり、血液が流れる内腔が狭くなっていきます。**

でも、安心してください。動脈硬化の進行を抑え、収縮した血管を開いて血流を改善してくれる「ＮＯ」は、日常のちょっとした工夫で増やすことができるのです。

「NO力《エヌオーりょく》」（本書ではそう呼びましょう！）を高めるのに、お金も手間もかかりません。もちろん、高価なクスリなど必要ありません。**いつでも、誰でも、今日からでもすぐに、ご自宅でできることばかりです。**

本書では、

1章で「NO」についての詳しい説明とその鍵を握る「血管内皮《けっかんないひ》細胞《さいぼう》」についての説明を。

2章では「NO力」をぐんぐん高める工夫をご紹介していきます。

また、3章では、「血管力」がどうして大切なのか。

4章では、血管の大敵「動脈硬化」について。

5章では血管の老化を加速度的に進める要因をあげていきます。

6章では、血管をいつまでも若く健康に保つための生活習慣を、

そして最後の章では患者さんからよく聞かれることをQ&A方式でまとめてみました。

最近の研究で、血管には素晴らしい回復能力が備わっていて、

いったん「硬く、狭く、もろくなってしまった血管」でも、「しなやかで、詰まりにくく、切れにくい血管」によみがえらせることができる

とわかってきました。

あなたも今日から「NO力」、ひいては「血管力」を高めて、いくつになっても、生き生きと満開の桜を咲かせる桜の木を目指しましょう。

池谷敏郎

目次

第2章

試した人から増えていく！

簡単・たっぷり・効率よく「NO《エヌオー》」を分泌させる3つの方法

第5章

危険度は81倍にも!?
血管の老化を加速度的に進める4つのリスクファクター

第6章

生活習慣で若返る「血管メンテナンス法」

第7章

教えて池谷先生！ 健康な体をつくる「常識」「非常識」

編集協力／大政智子
本文DTP／株式会社 Sun Fuerza
本文イラストレーション／宮﨑信行・タナカユリ

第1章

知らなければ一生損する!

血管を押し広げ、血流をよくする「NO《エヌオー》」の秘密

早速「NO《エヌオー》（一酸化窒素）」について、詳しく見ていきましょう。

でもその前に、「NO」に深く関わり、「血管力」の〝決め手〟となる「血管内皮《けつかんないひ》細胞《さいぼう》」という〝血管の内側の膜〟からご説明していきたいと思います。

本書では、難しいことははぶき、できるだけわかりやすく記していきます。

自分の体の中で何が起こっているのか。本書の「NO力《エヌオーりょく》」ひいては「血管力」を高める方法を実践すると、どうなっていくのか——。

何となくでもいいのでイメージできるようになっていただきたいと思います。するとその後の取り組み方も、効果も違ってくるからです。

さあ、始めましょう！

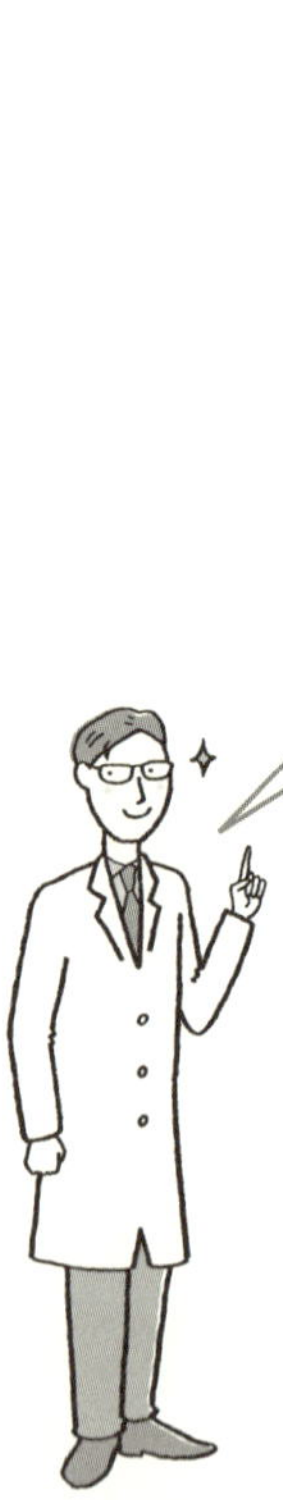

血管の老化だって防げる！　改善できる！

私は現在52歳です。これはちょっとした自慢（！）ですが、初対面の人に実年齢をいうと「お若いですね！」「見えませんね！」と驚かれることが多いです（中にはお世辞の方も？）。

それは、患者さんに生活指導をする医師が、メタボで見るからに不健康そうでは説得力がないので、45歳から生活習慣の改善を試みた結果です。当初45歳で実年齢どおりだった血管年齢も、現在では38歳。実年齢マイナス14歳まで若返りました。

とりわけ、「お肌がツヤツヤで50代にはとても見えませんね」といわれることが多く、肌の状態が「見た目年齢」に大きく影響することを実感しています。

なんの手入れもしていない肌は、加齢とともにシミやシワが目立ってきます。女性のみなさんは、若いころから日焼け止めクリームを塗ったり、化粧水や保湿クリームなどで肌をケアしたりと、若く美しい肌を保つために気を配られているのではないでしょうか。

血管もお肌と同じ。若いころから注意していれば、それだけ老化を防ぐことができます。

血管は〝お肌〟と同じ。潤い足りていますか？

そもそも、「血管」と「肌」は、とても似ています。

みなさんご存じのとおり、私たちの体を覆《おお》う皮膚の表面には、肌の水分を保持したり、外部から異物が侵入するのを防ぐ役目があります。それが「皮膚のバリア機能」です。

それと同じく、血管の内壁（つまり流れる血液に触れる面）も**「血管内皮細胞《けっかんないひさいぼう》」という薄い細胞の層**によってビッシリ覆われています。「血管内皮細胞」は、「皮膚表面」と同じように、血管を守る〝バリア〟としての役割をもっています。

実は、先ほどからご紹介している**「NO《エヌオー》（一酸化窒素）」は、動脈内のこの**

「血管内皮細胞」から分泌されているのです。

ちょうど、「肌」から「皮脂」がきちんと分泌されているとしなやかで潤った美肌を維持できるように、**「血管内皮細胞」から「NO」がきちんと分泌されていると、しなやかで詰まりにくい血管を保つことができる**のです。

肌の老化は「見た目」に影響するだけですが、**血管の度を超えた老化は、突然死、寝たきり、認知症など重大な結果を招きます。**

弾力のあるしなやかな血管を維持していくために、さらに「血管内皮細

血管断面図

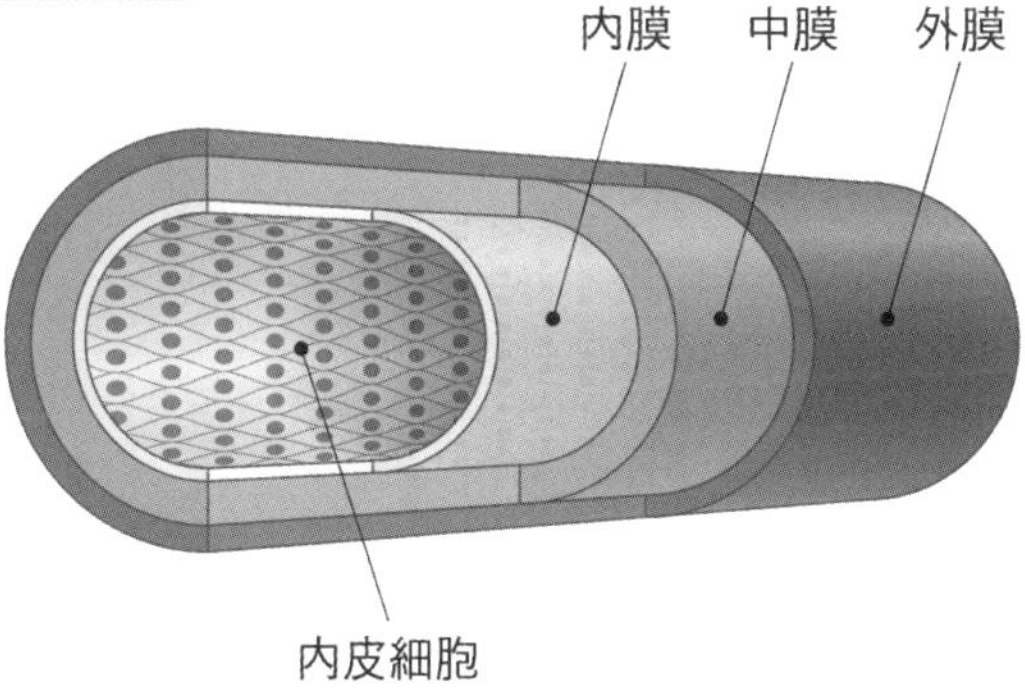

“バリア機能”があるから、しなやかな血管が保てる！

胞」と「NO」についてお話をすすめていきましょう。

「NO《エヌオー》」は、ノーベル賞級の大発見！

「血管内皮細胞」は血管にとって、とても大切なものです。血液が血管外に漏れ出さないようにしているだけでなく、血圧をコントロールしたり、血管についた傷の修復を促したりする機能も備わっています。

それらを主に担っているのが「NO《エヌオー》（一酸化窒素）」です。

「NO」は必要に応じて「血管内皮細胞」から分泌され、**血流をよくしたり、しなやかで弾力のある血管を維持する**ために働いています。**動脈硬化や高血圧の予防**などにもひと役買っています。

ところで、そんな大事なものがどうしてまだよく知られていないのか、不思議に思われるかもしれません。

その理由は簡単。「NO」が体内でさまざまな生理機能を担っていることがわかったのは1980年代と比較的最近のことだからです。世界的にも権威のある学術雑誌『サイエンス』で取り上げられて注目を集めたのが1992年ですから、20年ほど前のことです。

「NO」が血管の筋肉を弛緩《しかん》させて血管を拡張し、血液を流れやすくしているなどの生理機能を発見した、米国カリフォルニア大学ロサンゼルス校のルイス・イグナロ教授は、1998年にはノーベル医学・生理学賞を受賞しています。

ノーベル賞を受賞するくらい、画期的な発見だったわけです。

この研究がきっかけになり、**心筋梗塞、脳卒中など血管の病気の改善に「NO」が効果をもたらす**として、さらなる研究が進められています。

それでは、「NO」がどんなことをしているのか、具体的に見ていきましょう。

NOのココがすごい①

血圧を安定させる

「NO」のもっともわかりやすい働きは、**「動脈を拡張させて」「血液の流れをよくし」「血圧を安定させる」**ことです。

最初に発見された「NO」の生理作用がこれでした。

血管が広がる
↓
血流がよくなる
↓
血圧が安定する

のです。

逆に考えれば、

「血流が悪い人」「血圧が高い人」＝NOが不足している人

ともいえます。

高血圧が続くと血管に負担がかかるので、あまりよい状態ではありません。「NO」がちょうどよく出て、低すぎず、高すぎない血圧を保っている状態が理想的です。

ちなみに、心臓病の治療に用いられる「ニトログリセリン」は、体内で分解されると「NO」を放出します。これが収縮した心臓の冠動脈《かんどうみゃく》を広げ、症状を和《やわ》らげるのです。

NOのココがすごい②

動脈硬化を予防

最近では、**「血管内皮細胞の衰えが動脈硬化の始まり」**と考えられるようになっています（→106ページ）。血管内皮細胞の機能は、血管の健康維持の鍵です。

生理的な加齢に加え、種々の悪しき生活習慣や生活習慣病によって血管内皮細胞が障害を受けると、「NO」の分泌が少なくなります。「NO」の分泌量が減れば、ますます血管内皮細胞の障害が進んで、動脈硬化が促進されるという悪循環に陥ってしまいます。

血管内皮細胞が衰える

⇔（悪循環に）

「NO」の分泌量が減る

本書の「NO力」を高めるヒントを実践して、ぜひこの悪循環に陥らないようにしていきましょう。

NOのココがすごい③ 傷ついた血管を修復

「NO」の大切な役割がもうひとつあります。**血管保護作用**です。

血管内の炎症やプラークという〝コブ〟を修復し、動脈硬化の進行を抑えます。

また、血小板が凝集して血栓《けっせん》（血のかたまり）ができるのを防ぎ、血管が詰まる原因を取り除きます。

「NO」は、〝メンテナンス係〟として、血管を守るため日々働いているのです。

脅すわけではありませんが、**「NO」の分泌量が低下すると、血管はお手入れされないまま、〝荒れ放題〟**になってしまいます。

「NOを多く分泌できる人」の特徴

いかがでしょう。「NO」のすごさ、ご理解いただけたでしょうか。

そうなると、当然気になってくるのは、**「NO」をたくさん出すにはどうすればいいのか、**ということですね。

こういった場合、みなさんからまず聞かれるのは、「何を食べればいいんですか?」という質問です。


「NO」は、**アルギニン**と**酵素**《こうそ》から合成されます。

「アルギニン」はアミノ酸の一種で、脂肪の燃焼を促進したり、血管状態を改善する栄養素として知られています。肉類に多く含まれます。

「酵素」は体内の代謝を助ける物質で、さまざまな種類があり、体内でも合成されます。

これを読んで、「そうか、肉を食べればいいのか!」と思った方、残念ながらそれは違います。アルギニンを多く含んでいる食べ物をとったからといって、「NO」が増えるわけではありません。アメリカでは「NO」を出すサプリメントも販売されていますが、**材料を食べればたちまちその物質が体内でもつくられる——そんなに人の体は単純ではない**のです。

巷《ちまた》にはさまざまな健康法があふれていますが、その真偽を見極める力も必要です。本書では、医学的に根拠が認められた方法に限ってご紹介しています。

ちなみに、食べ物でいうと、**青魚に含まれるEPA（エイコサペンタエン酸）**は、「血管内皮細胞」の機能を高めて「NO」の分泌を促すことがわかっています（↓120ページ）。

食生活や生活習慣を見直すことはもちろん大切ですが、「NO」の分泌を促す、**もっとも直接的で効果的な方法は、「血行を促進すること」**です。

「できるかな……」と心配される方がいらっしゃるかもしれませんが、ご安心ください。「NO」は日常生活のちょっとした工夫ですぐにバンバン出るようになります。次の章では、「NO力」を高める具体的な方法を見ていきましょう。

コラム 動脈硬化は顔に出る!?

血管と肌が似ていると書きましたが、それにかかわる興味深い研究結果をご紹介しましょう。


肌のシミやシワの原因は紫外線、ストレス、女性ホルモン、加齢などがよく知られていますが、最近になって、

「中高年の女性では動脈硬化が進行している人ほどシミが大きい」

ということが明らかになりました。

これは、愛媛大学医学部皮膚科学教室の宮脇さおり医師らの研究報告です。

同大学附属病院「抗加齢・予防医療センター」で健診を受けた女性169人を調べたところ、頸動脈《けいどうみゃく》の状態と、シミの総面積やシワの長さ、肌の明るさやキメのこまやかさ、毛穴の状態など肌の状態を解析して照らし合わせると、**シミの面積が大きい女性ほど頸動脈の動脈硬化が進行していた**そうです。

男性にはこの関連は見られなかったのですが、女性の動脈硬化のサインとして注目されています。

コラム NOは“薬”にも“毒”にもなる!?

実は、「NO《エヌオー》（一酸化窒素）」は、体内でつくられるだけでなく、自然界にも存在しています。

「NO」は自動車の排気ガスに含まれ大気汚染の原因となります。また、焼却炉・石油ストーブなど、何かを燃やしたときに不完全燃焼を起こすと発生します。呼吸などから吸い込んだ場合、全身の細胞が酸素不足に陥り、最悪の場合は窒息死に陥ることもあります。

自然界にある「NO」は環境や人に有害ですが、血管や白血球から出ている「NO」は体を守っているのですから、何とも不思議なものです。

ただし、本文で述べたように、狭心症の治療薬として用いられるニトログリセリンは体内で代謝されて「NO」に変わり、心臓を養う冠動脈を拡張し、発作の改善に役立つことが知られています。

爆弾の原料となるニトロから、血管を拡張させる薬（グリセリン）がつくられて命を守るのですからこれもまた、不思議なものです。

第2章

試した人から増えていく！

簡単・たっぷり・効率よく「NO《エヌオー》」を分泌させる3つの方法

この章では、どうすれば「NO《エヌオー》（一酸化窒素）」をたくさん出すことができるのか、具体的な実践方法を紹介していきましょう。

「NO力《エヌオーりょく》」を高めるために必要なこと——。

それは、ズバリ「血流をよくすること」です。

前述したとおり、

●「NO」がバンバン出る→血管が拡張し血流がよくなる

わけですから、その逆もしかり。

●血流をよくする→「NO」がバンバン出る

のです。これから「NO力」を高める3つの方法をご紹介します。

試してみましょう！

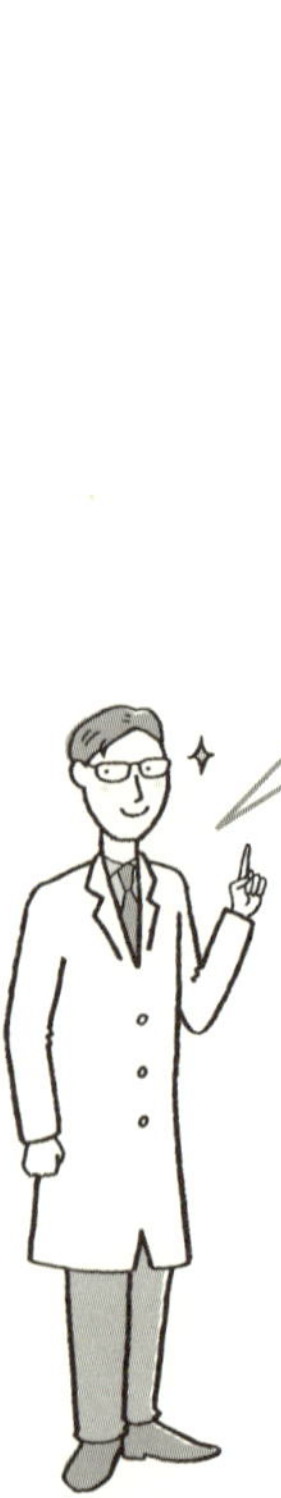

動脈を心地よ〜く刺激する「NO《エヌオー》体操」

「血流をよくする」というと、もんだりさすったりするマッサージを思い浮かべる人も多いことでしょう。

確かに、リンパや静脈はもんだりマッサージしたりすることで流れがよくなりますが、動脈を拡張させて血液循環をよくするには、**「有酸素運動」による筋肉の収縮がより効果的**です。

ウォーキングなどの「有酸素運動」は、動脈にとっては、やさしくもみほぐしてくれる**〝リラックスマッサージ〟**のようなものです。

反対に、短時間で一気に筋肉に負担をかける「無酸素運動」は力まかせにギュウギュウと押しつける〝暴力的なマッサージ〟のようなもので、血管にはむしろ負担がかかります。「NO力《エヌオーりょく》」を高めるにはおすすめできません。

「有酸素運動」によって筋肉を動かすと、酸素や栄養が消費されます。体はそれらを補うため、心拍数を増やしてより多くの血液を全身の細胞に送りだします。

このとき、筋肉からは「ブラジキニン」という物質が放出されていますが、これが「血管内皮《けっかんないひ》細胞《さいぼう》」を活性化させて、「ＮＯ《エヌオー》」の分泌を促します。

ブラジキニンには、筋肉に存在する「グルット４（糖輸送担体）」という物質を細胞膜に移動する作用もあります。

グルット４には血液中のブドウ糖を細胞内に取り込みやすくして、運動などで必要とされるエネルギーがスムーズにつくられるよう促して、高血糖状態を改善する働きがあります。

ある研究によると、**座っている時間が長い人ほど心臓の病気が多い**というデータがあります。この背景には、有酸素運動の不足による「ＮＯ力」の低下があるのかもしれません。

ここからは、「ＮＯ力」を高める有酸素運動**「ＮＯ体操」**のやり方を紹介しましょう。

NO体操①

歩くこと＝血管再生の薬

有酸素運動の代表といえば**「ウォーキング」**です。健康のためには歩きましょうとよくいわれますが、「NO力」アップにも役立ちます。

そして、歩くときにちょっとした工夫をすると、その効果をさらに高めることができます。

まず、お腹と背中をくっつけるようなイメージで下腹をぐっと凹《へこ》ませます。そのまま背スジを伸ばした状態で歩きます。

これは**「ドローイン」**というトレーニング法で、お腹を凹ますだけで、**体の奥にある筋肉（インナーマッスル）を鍛える**ことができます。

インナーマッスルを鍛えると、**姿勢がよくなり、胃や腸など内臓の機能を助ける**ことにもつながります。

通勤電車でこの「ドローイン」を意識して立つだけでも、体にとってはちょうどよい「有酸素運動」になります。

ドローインの姿勢のまま歩くと、さらにその効果はアップします。

歩くときには、いつもより**「少し早め」**に、**「歩幅は5センチほど広く」**を心がけるといいでしょう。ちょっとした移動時間に効率のよい有酸素運動を取り入れることができます。

ただし、ひざの痛みなどがある方は無理しないようにしましょう。

歩幅を小さめにして歩くか、痛みが強い場合には、ウォーキングではなく、これから紹介する「ふくらはぎ体操（↓42ページ）」や「手クロス体操（↓47ページ）」など、ひざに負担のかからない体操を行なうようにしてください。

「NOウォーキング」のやり方

①お腹と背中をくっつけるようなイメージで下腹部を凹ませる。
②①の姿勢を意識したまま、いつもより少し早足で、歩幅は5センチ多くとるようにして歩く。

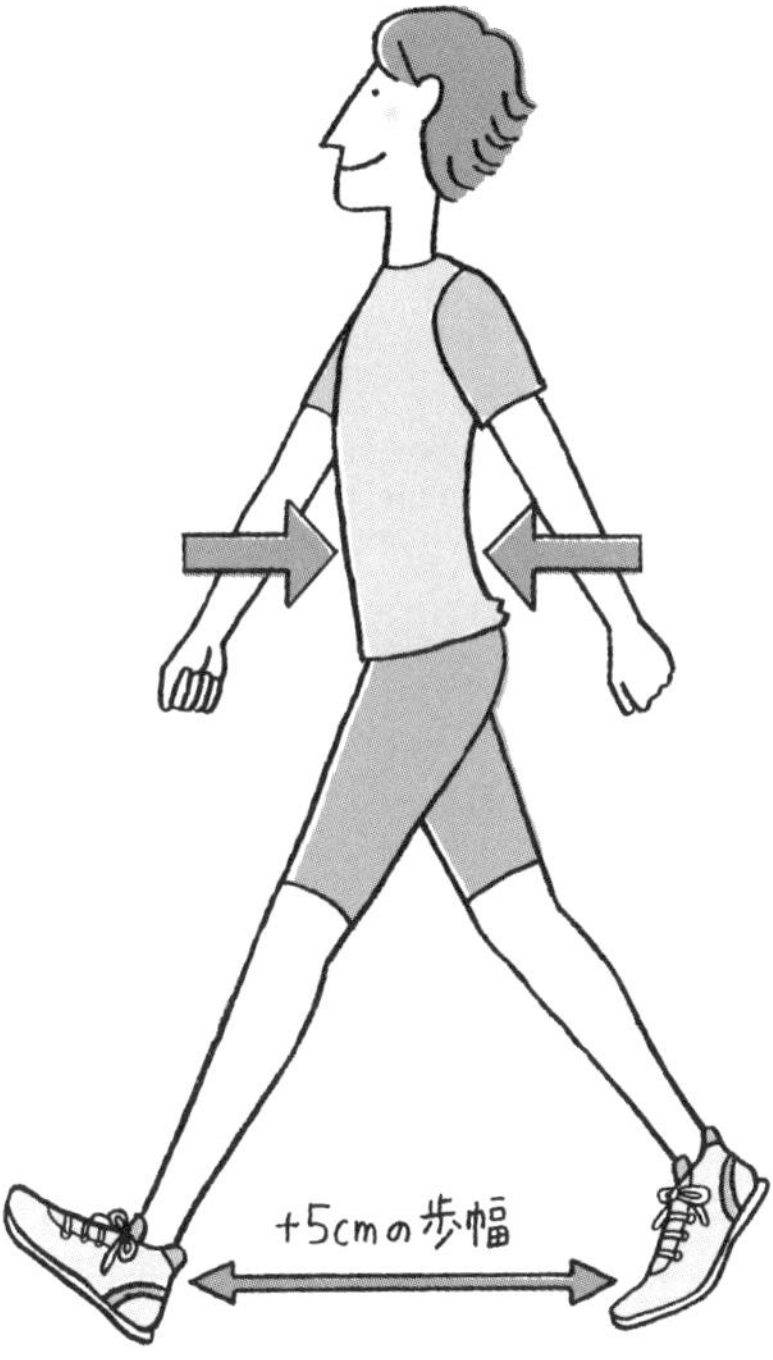

NO体操②

下半身の〝大渋滞〟むくみも解消「ふくらはぎ体操」

「ウォーキングをする時間がない……」「ひざが痛くて歩けない……」という方には、より手軽にできる**「ふくらはぎ体操」**がおすすめです。

ふくらはぎは**「第二の心臓」**と呼ばれるほど、血液循環に関係しています。心臓は全身に血液を循環させるために新しい血液を送り出します。ただ、体の末端、とくに心臓より遠く離れ、低い位置にある足の血液を心臓に戻すのはなかなか大変です。

そのためふくらはぎの筋肉が収縮することでポンプのような役割を果たし、下半身の動脈や静脈の血流をよくするのです。

しかし、運動不足の現代人は、足を動かす機会が減っているため、この循環が滞っていることが多いのです。

そこで、この「ふくらはぎ体操」の出番です。

ふくらはぎの血液循環がよくなって「血管内皮細胞」が刺激されると、「NO」の分泌が確実に促されます。

患者さんにこのふくらはぎ体操を実践していただいたところ、**たった4日間で「NO」の量が増えていました。**

ふくらはぎ体操でNOが増えた！

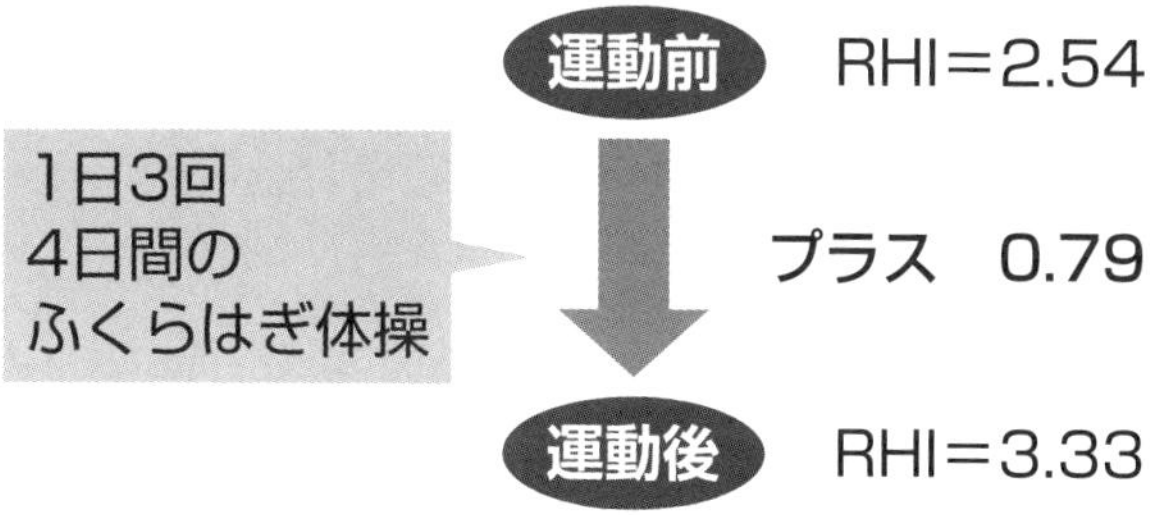

＊RHIはNOの反応量。2.10以上が正常値で、高いほどいいとされている。

立ったまま「ふくらはぎ体操」のやり方

①足を軽く開き、デスクやイスなどに片手を置いて、体を安定させる。
②ゆっくりとかかとを上げて、つま先で立つ。ひざを曲げないよう注意する。
③ゆっくりとかかとをおろし、つま先をゆっくり上げてかかとで立つ。

ポイント！

＊①〜③を2分間繰り返す。
＊朝・昼・夜に1セットずつ、1日3回行なう。

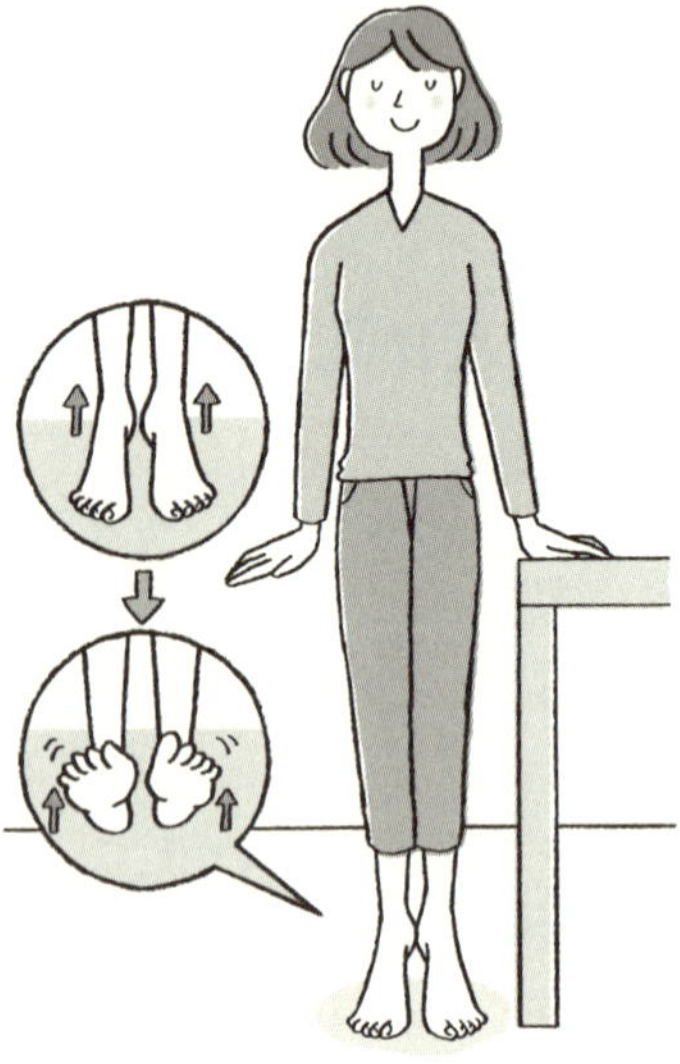

座ったまま「ふくらはぎ体操」のやり方

①ひざをまっすぐ伸ばして座り、両手で上半身を支える。

②つま先を体から遠ざけるようにゆっくりと足首を倒し、足の前側を伸ばす。

③つま先を元に戻すようにゆっくりと体に引き寄せるようにして、ふくらはぎなど足の裏側を伸ばす。

ポイント!

＊①~③を2分間繰り返す。

＊朝・昼・夜に1セットずつ、1日3回行なう。

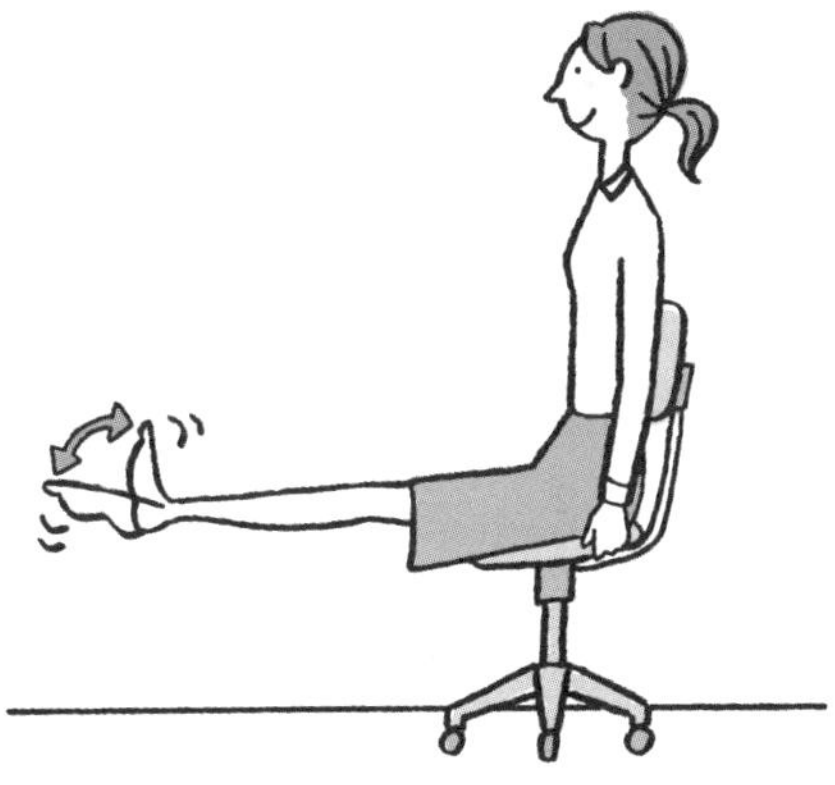

「ふくらはぎ体操」は、いつでも、どこでもできる体操です。

できれば、**朝・昼・夜にそれぞれ1セットずつ、1日3回行なってください。**

立って行なうふくらはぎ体操は、食器を洗いながら、歯みがきをしながらでもできます。

座って行なうふくらはぎ体操は、入浴時に浴槽の中でやってもいいでしょう。

足の疲れやむくみの解消にもなりますので、ぜひお試しください。

NO体操③

上半身のコリもほぐす「手クロス体操」

前述したように、**「座っている時間が長い人」ほど、動脈硬化のリスクが高い**といわれています。

仕事中は座りっぱなしであまり体を動かす機会がないという人は、仕事の合間などに前項の「ふくらはぎ体操」にプラスして、この**「手クロス体操」**を取り入れましょう。気分転換にもなり、仕事も捗《はかど》ります。

血流を一時的に止め、その後流すことで**血管を収縮・拡張させる**この体操は、**上半身の血流改善に効果的で、肩こりの改善**にもつながります。

下半身の筋肉を動かす「ふくらはぎ体操」と合わせて毎日行なえば、全身の血流がよくなり、「血管内皮細胞」が刺激されて「NO力」がさらにアップします。

「手クロス体操」のやり方

①イスに深く腰かけ、へその下に力を入れて上半身を安定させる。

②こぶしをギュッと強く握り、両腕を抱え込むようにして胸の前で15秒間クロスさせる。

③握った手を大きくパッと開きながら、両腕を開放するように大きく広げる。

ポイント！

＊キャスターつきのイスで行なう場合は、転ばないように注意する。

＊①〜③を3〜5分間、繰り返す。

＊朝・昼・夜に1セットずつ、1日3回行なう。

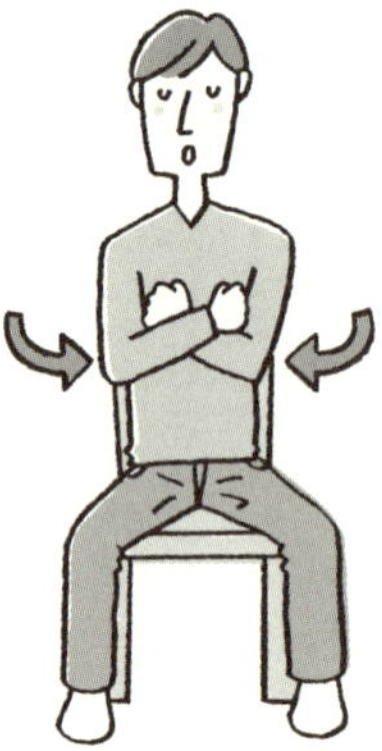

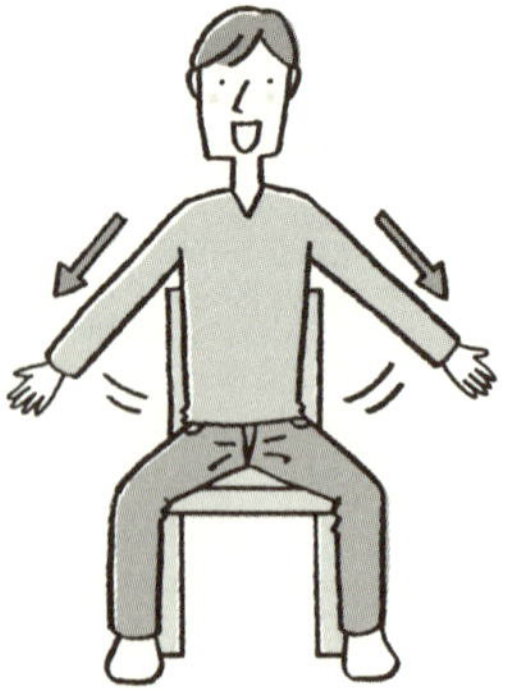

「締めて→ゆるめる」だけで血流量が増す
〝人体の法則〟

血管も、「NO」も目に見えるものではありません。本当に「NO」は出ているの？　効果はあるの？……など最初は半信半疑の方もいるでしょう。

実は、「NO」がたくさん出ているときに特有の〝サイン〟があります。それは、みなさん誰でも一度は感じたことのある、あの、〝おなじみの痛み〟なのです。

それは何かというと――。

たとえば、正座をしたあとで立ち上がったときに、足がジーンとしびれたことはないでしょうか？

または、雪合戦をしていて、雪を握っていた手があとになってジンジンしませんでしたか？

そう、この**〝ジーン〟もしくは〝ジンジン〟が「NO」がバンバン出ているサイン**なのです。

正座をしているときには、体重がふくらはぎにかかっているので血行がふだんよりも滞っています。そのため、立ち上がったときに、一気に血管が開放されて血液がどっと流れ、「血管内皮細胞」が刺激されて、「NO」の分泌が促されます。

雪に触ったときも同様です。冷たさから手の血管が収縮して血流が極端に減りますが、その後暖かい部屋に戻ると手先の血管が開いて血流が流れはじめ、「NO」が増加して血流が増すのです。

私たちの体は、体温が上がりすぎず、下がりすぎないよう、一定に保たれるようになっています。そして、それをコントロールしているのが主に自律神経による血管の収縮と拡張なのです。

外気温が低いときには血管を収縮させて体表の血流量を減らし、体温を下げないようにし、外気温が高いときには血管を拡張して体温が上がりすぎないように血流量を増やしています。

この血管の収縮・拡張によって「NO」がバンバン出てきます。

このように、血管が拡張して一気に血流がよくなりジンジンしているときは、

「血管内皮細胞」からの「NO」の分泌が増えています。増加した「NO」はさらに血管を開き、血流を促進します。

血液循環がよくなったことで与えられる「血管内皮細胞」への刺激は、**血液による内側からの〝血管マッサージ〟**のようなものです。

さらに、血流がよくなることで**酸素や栄養、老廃物の運搬が促されて全身の組織が浄化**されます。

「NO力」ひいては「血管力」を高めるわかりやすく、手軽な方法——血液循環をよくして血管をジンジンさせる——「血管マッサージ」をご紹介していきましょう。

血管マッサージ①

シンプルだけど、即効果「1分間正座」

いつでもできるもっとも簡単な〝ジンジン〟は、そう、**「正座」**です。

長い間正座する必要はありません。

むしろ、あまり長時間正座をしていると、ふくらはぎの血行が滞ってしまいます。

足がしびれて立てなくなるほど座らなくてもいいのです。

せいぜい1分程度、立ったときに足がジンジンするくらいの正座がおすすめです。

「1分間正座」のやり方

1分間正座したあと、足を伸ばしてリラックスする。

ポイント！

＊これを数回繰り返す。
＊1分間の正座で足がジンジンしない場合は、正座をしている時間をもう少し長くするとよい。

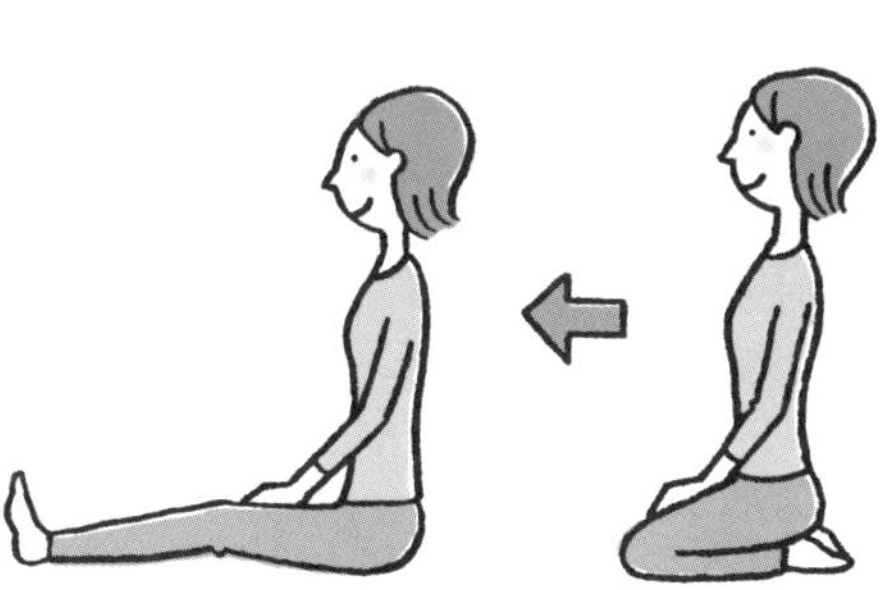

血管マッサージ②

意外!? 血圧を測りながら「NO力」もアップ

一般的には、血圧を何回も測るのはよくないとされています。ただ、「NO力」という点からみると、血圧を何回も測っている人のほうが「NO」は出ていると考えていいでしょう。

血圧を測るときには、腕の付け根のあたり（心臓と同じ高さ）に駆血帯《くけったい》というベルトを巻きます。

血圧測定は、駆血帯をギュッと締めつけて腕の動脈の血流を一度止め、そこから徐々に駆血帯をゆるめて血流を再開させせながら行ないます。

つまり、**血圧測定は、血管の収縮・拡張を繰り返す、とてもお手軽に血管をジンジンさせる方法**なのです。血圧を測れば測るほどジンジンして、「NO」がドンドン出るようになるでしょう。

「えー、本当なの?」と思われるかも知れませんが、アメリカの研究では、心筋梗塞の人を救急車で運ぶ際には、血圧を測る駆血帯をギューッと締めつけて開放する、締めつけて開放することを繰り返す処置を行なうと、予後がいいという報告もあります。

このことからも血圧測定は「NO」分泌を促すおすすめの方法といえます。

血圧を毎日測定するだけで、高めだった血圧が次第に下がってくるという〝医学都市伝説〟があります。

しかし、血圧測定時に行なう血管の締めつけと開放が、その都度「NO」を分泌する刺激になることを考えると、この現象は医学的に根拠のあるものと考えられます。

特別コラム

知るだけで体調がよくなる「血圧の正しい測り方」

ちょっとここで脱線して、「血圧測定」について話をしておきましょう。

「NO力」アップのための血圧測定のように、何回も続けて測ったときの血圧は、本来の血圧ではありません。計測回数が多くなるほど、増加した「NO」の血管拡張作用によって血圧の数値は下がっていくからです。

自分の健康状態をみるために、本来の血圧を知りたいのであれば、**起床後と就寝前の測定がおすすめ**です。それぞれ連続した2回の計測を行ないましょう。連続した2回の平均値か、上の血圧値が低かった方を採択します。

朝起きたときは、起床後1時間以内（トイレに行った後、食事の前）のニュートラルな状態のときに測りましょう。夜眠る前は、できるだけ同じ時間帯に、運動や入浴直後を避け、心身ともに落ち着いた状態で測ります。

「正しい血圧測定」のやり方

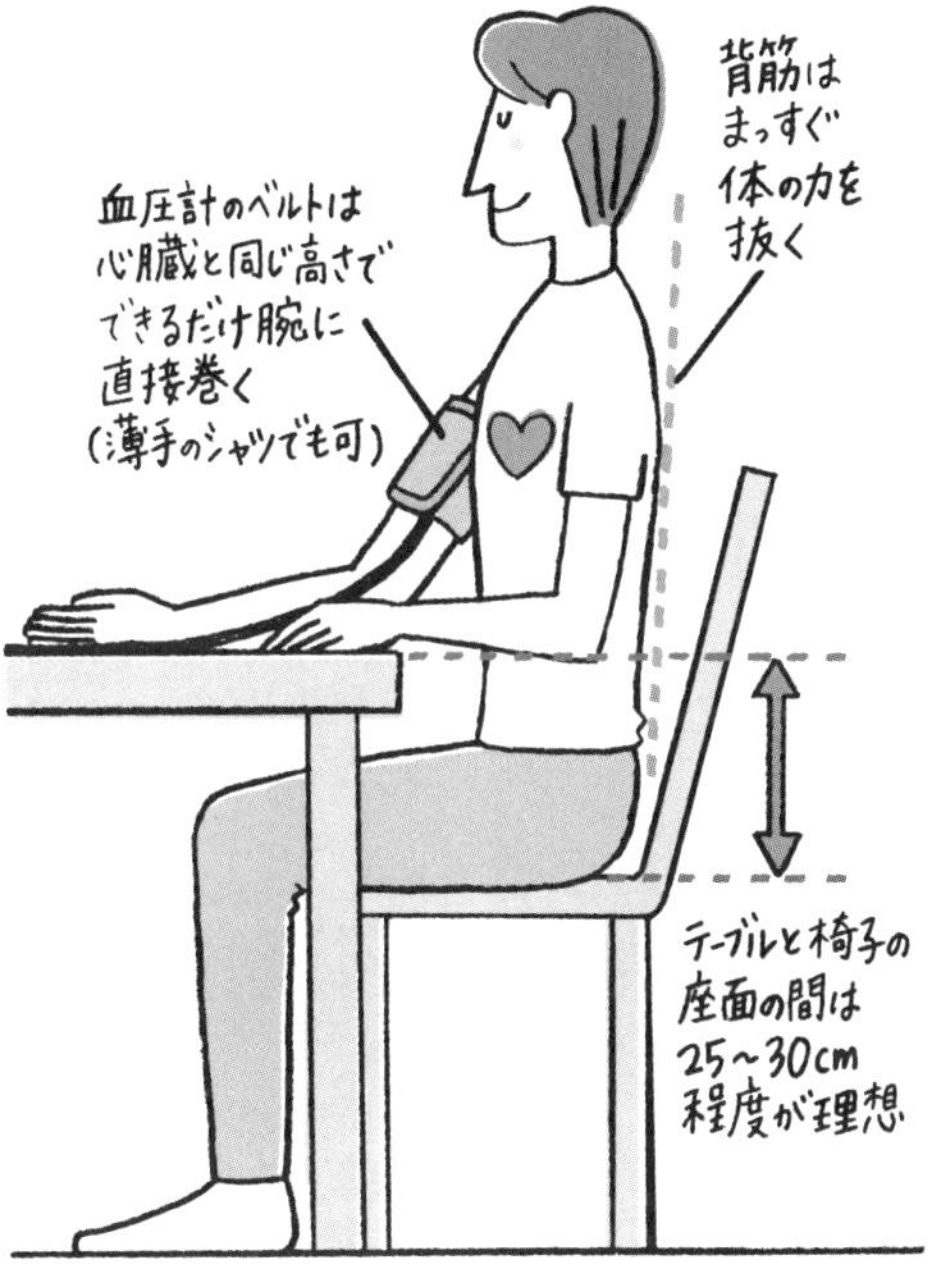
背筋は
まっすぐ
体の力を
抜く
血圧計のベルトは
心臓と同じ高さで
できるだけ腕に
直接巻く
(薄手のシャツでも可)
テーブルと椅子の
座面の間は
25～30cm
程度が理想

できるだけ毎日計測して、結果をノートなどに書いておきましょう。

血圧は行動、気温、精神状態などさまざまな要因で変動します。自分自身の正常な血圧を知っておくことが大切です。

自分のふだんの血圧値を把握していれば、それよりも高いときには「疲れているから無理しないようにしよう（早く寝よう）」「体調が悪いと思ったら血圧も高いな」と思えるからです。血圧から自分の体調を知ることができるので、**無理しないように自分の行動を調整することができる**のです。

ただし、真面目に測る人ほど数値を深刻に受け止めてしまいがちです。患者さんの中には、190㎜Hgなどかなり高い数値が出たことで、パニック状態に陥って興奮してしまい、血圧がいつまでも下がらなかったという方がいらっしゃいます。

めまいや頭痛など不調があるからと、そんな**と**き**に**限**っ**て血圧を測り、異常に高いことで慌ててしまう方は少なくありません。この場合は、**体調が悪**

いから血圧も上昇しているのであって、**血圧が高いことによる体調不良の可能性は極めてまれ**です。

血圧はふだんの体調のいいときに測っておくものです。良好にコントロールされているなら、一時的な上昇は心配しすぎないでください。

血圧は常に変動しています。一定でまっすぐな状態はありえません。上下の変動が激しいと血管に負担をかけるので、変動の少ないやさしいゆらぎの血圧を目指しましょう。

グラフ化すると数値が目に見えてわかりやすいですし、ボケ予防にもなるのでおすすめです。

血圧は血管事故をはじめ、さまざまな病気の危険因子となります。次ページに2014年4月に高血圧学会が発表した、最新の診断基準を紹介していますので、参考にしてください。

血圧は加齢とともに上昇していきます。若いころに比べて血圧が上がっているのは自然なことなので、「年齢＋90㎜Hgくらいまでは問題ない」とされてきましたが、これは数十年も前の古い医学常識。現在は、トラブル予防のためには、年齢に関係なく血圧は低いほうがよいとされています。血圧が高めの人は、一度、医療機関を受診して、必要があれば生活習慣の改善を心がけ、それでも高ければ治療を受けることをおすすめします。

血圧の診断基準

mmHg

分類		収縮期血圧		拡張期血圧
正常域血圧	至適血圧	<120	かつ	<80
	正常血圧	120－129	かつ/または	80－84
	正常高値血圧	130－139	かつ/または	85－89
Ⅰ度高血圧		140－159	かつ/または	90－99
Ⅱ度高血圧		160－179	かつ/または	100－109
Ⅲ度高血圧		≧180	かつ/または	≧110
（孤立性）収縮期高血圧		≧140	かつ	<90

降圧目標（家庭）	若年・中年 前期高齢者	<135	かつ	<85
	後期高齢者	<145	かつ	<85（目安）

出典元「高血圧治療ガイドライン2014」（高血圧学会）

また、**血圧の数値から血管に動脈硬化の傾向があるかどうかをはじき出す計算式**もあります。

せっかく血圧を測定されるのであれば、ご自身の血圧から血管の状態の目安を計算してみてはいかがでしょうか？

血圧でわかる血管セルフチェック

下の血圧 □mmHg ＋（上の血圧 □mmHg − 下の血圧 □mmHg）÷3

＝ 平均血圧 □mmHg　**100mmHg未満が理想**

判定 100mmHg以上の人は要注意。
末梢部分の細い血管に動脈硬化の傾向があります。

上の血圧 □mmHg − 下の血圧 □mmHg ＝ 脈圧 □mmHg　**正常範囲 40～60mmHg**

判定 60mmHg以上の人は要注意。
心臓に近い太い血管に動脈硬化の傾向があります。

「体を温める」と血管も健康になる!

有酸素運動や血管をジンジンさせること以外にも、血液循環をよくするものはあります。とくに、**「冷え性の改善」によいといわれるもの**は、ほとんどが血管を拡張させるので、「NO力」アップにも効果的なものばかりです。

「冷え性の改善に効く」といわれると、最近では**「しょうが」**を思い浮かべる方も多いのではないでしょうか。これは間違いありません。しょうがは、手足の冷えにも効くのでおすすめです。

しょうがに含まれている辛み成分(ジンゲロール・ショウガオールなど)には、**血管を拡張させて血液循環をよくする作用**があります。体を温めるのはもちろん、**「NO」の分泌も促します。**

とうがらしに含まれているカプサイシンという辛み成分にも、しょうがと同じような作用があります。

しょうがもとうがらしも香辛料なので、一度にたくさん食べるものではありません。料理の薬味として活用しましょう。

しょうが、とうがらし以外にも、冷え性によい、**体を温める食べ物は「NO」を出す食べ物**といっていいでしょう。

適量のアルコールも血液循環をよくするので、「NO力」アップにおすすめです。ただし、飲みすぎは厳禁です。183ページにお酒との上手な付き合い方を紹介しているので参考にしてください。

食べ物以外にも、冷え性も改善しつつ「NO力」アップを図る方法を2つ紹介しておきましょう。

その他①
突然死のリスクをカット、NO力アップ「賢い入浴法」

全身の血流がよくなる**「半身浴」**も「NO力」アップにつながります。ただ、血管に負担がかからない入浴法を心がけましょう。高齢の方やふだんから血圧が高めの方はとくに注意が必要です。

熱めの湯（42〜43度くらい）につかった場合、末梢血管が収縮して血圧が上昇する**「驚愕《きょうがく》反応」**が引き金となって脳卒中や心筋梗塞を発症することがあり、そのうちの1割がそのまま亡くなるという調査報告もあります。

また、ぬるめの湯に長時間つかっていてそのまま眠ってしまったなんて経験がある人もいるかもしれません。長湯をしすぎると、血管の過度な拡張と発汗による脱水によって収縮期血圧（上の血圧）が１００㎜Hg以下まで下がり、**脳に送**

られる血流が減少して意識を失ってしまうこともあるので、入浴時間はほどほどにしましょう。

38度くらいのぬるめの湯に、みぞおちから下のあたりまでつかり、15〜20分程度入浴する「半身浴」がおすすめです。

湯につかりながら両足首を曲げたり伸ばしたりすれば「NO力」倍増です。

冬場に入浴するときには、**浴室と脱衣所の室温差**に気をつけてください。寒いところから急に熱い湯に入ると、血管が一気に収縮して血圧が急上昇してしまいます。心臓や血管に負担がかかり、心筋梗塞や脳卒中を引き起こすことがあります。**脱衣所に暖房機を設置して暖めておく、洗い場に湯を流して冷たいタイルを温めておく**などすると心筋梗塞や脳卒中の予防になります。

入浴後は水分を補給して脱水を予防しましょう。入浴や運動などで汗をたくさんかいたあとは、血圧が下がって脳の血液循環が低下して立ちくらみを起こしたり、血液が水分不足で固まりやすい状態になったりするので、これらの予防のために、**入浴前後には水分補給を忘れないように**しましょう。

その他② 気分もスッキリ！「副交感神経」をONにする

末梢の細い動脈は「自律神経」の影響を受けているので、ストレスを感じたり、あるいはリラックスしたりといった**気分の変化が血液循環を左右**します。

基本的に、ストレスを感じたときは、「交感神経」が緊張して、心臓はドキドキと動きを強めて全身に血液を送り出します。ところが、**末梢の動脈は交感神経の緊張によってギュッと締まる**ので、手足の先は一時的に血流が減少します。ちなみにこのときは血圧が高くなります。

逆に、リラックスしているときには、「副交感神経」が優位になり、心臓の動きは穏やかになります。末梢の血管は緊張が解けて、しなやかにひろがり、手足の血流は増加します。このとき、血圧は低くなるのです。

常にストレスを感じて「交感神経」の緊張が続くと、血圧の高い状態がずっと続くことになり、血管に負担がかかり、傷つきやすくなります。

少しだけドキッとして、すぐにほっとするようなサプライズのドキドキ感が、末梢の血管の収縮とそれに続く拡張を引き起こし、一気に増加した血流によって内皮細胞が刺激され、「NO」が分泌します。

このように、**適度なドキドキが「NO力」アップに役立ちます。**

一瞬、顔の血の気がひき、その後すぐに赤みが増すような、胸をキュンキュンさせるときめきをたくさん体験すれば、それだけ「NO力」も高まります。アイドルの追っかけや、趣味に没頭しているときのときめきに近いでしょうか。

失恋のようにずっと落ち込むドキドキは、「交感神経」がずっと刺激されっぱなしになるので「NO力」は低下してしまいます。

最近、泣ける映画などを観てポロポロと涙をこぼす「涙活《るいかつ》」が話題になりました。これは、気持ちはすっきりするけれど、高まった「交感神経」の緊張をほぐすまではいきません。「副交感神経」のスイッチをオンにして「NO力」を高めるには、**オイオイと大きな声を出してボロボロ涙を流す「大泣き」**のほうが適しています。

ひと昔前の青春ドラマに、砂浜を泣きながら走るというシーンがありました。実はこれが高まった交感神経をしずめ、副交感神経を優位にするためのもっとも効果的な方法です。砂浜を泣きながら走り、海に向かって思いのたけをぶつければ、気持ちがスッキリして自律神経も安定すること請け合いです。

そんなに都合よく、泣きながら走れる砂浜が近くにない人のために、自宅でおすすめのリラックス法が2つあります。

ひとつめは、**「腹式呼吸」**です。ストレスを感じているときには、交感神経の働きが活発になって呼吸は浅く、回数が多くなり、このことがまた不安感につながって悪循環に陥ってしまいがちです。

そんなときにはゆったりとした深呼吸をすると副交感神経の働きが高まってリラックスできるのです。

2つめが**「筋デレ運動」**です。

不安や心の緊張があると体の筋肉も硬くなってしまいます。そんなときには、わざと筋肉を緊張させてから一気に脱力することによって神経の緊張、すなわち**心の緊張がとれる**のです。

脱力したときに、手足がジンジンと温かくなる感じがするはずです。

このときには、手足の血流が増加し、「NO」が分泌されているので「血管力」アップにはとても効果的なリラックス法といえます。

「リラックス腹式呼吸」のやり方

①イスに背筋を伸ばして座る。

②へその下に両手を当ててお腹を凹ませながら口をすぼめて息を6秒かけてゆっくり吐き出す。

③1～2秒息を止めて、今度はお腹を膨らませながら3秒かけて鼻からゆっくり吸い込む。

ポイント!

＊①～③を3回繰り返す。

＊息を吐きながら体を前に倒し、息を吸い込みながら体を起こす動作を加えてもよい。

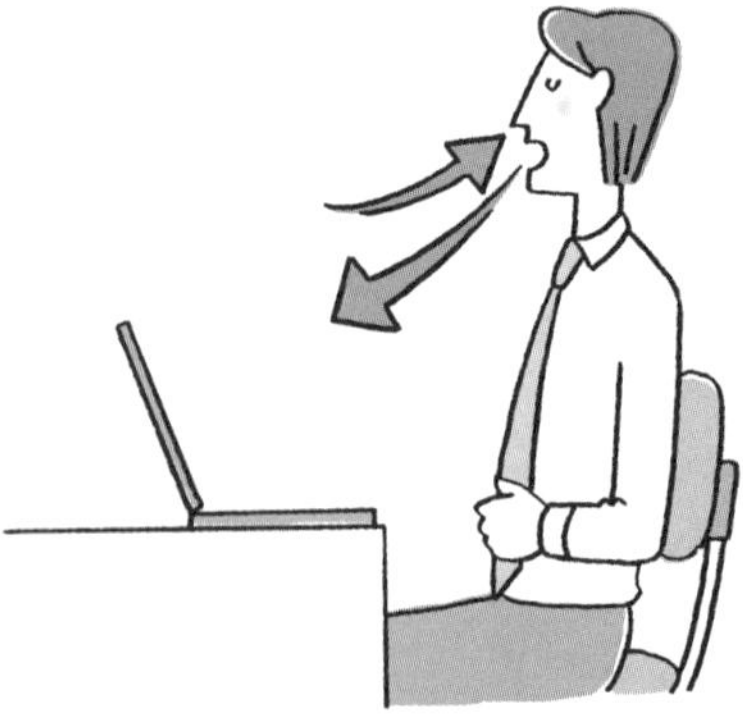

「筋デレ運動」のやり方

①イスに座り両手を胸前で合わせる。

②互いに手のひらを押し合う。このとき両膝も同じように押し合う。

③10秒間両手、両膝を押し合ったら、今度は一気に脱力する。

ポイント！

＊①～③を3回繰り返す。

＊呼吸は止めないようにする。

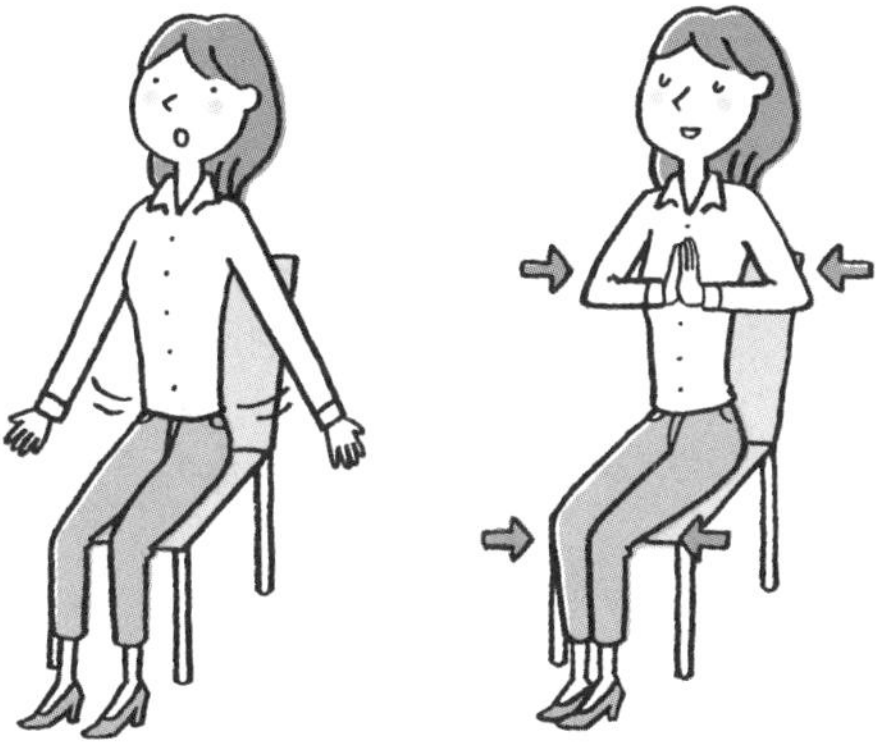

コラム 血液サラサラとドロドロの誤解

突然死に直結するような重大な血管事故を引き起こす血栓は、いわゆる「血液サラサラ状態」の人にもできるものです。

結論からいうと、サラサラかドロドロかという血液の状態ではなく、血管そのものが正常であるか否かがカギとなります。

「血液流動性検査（MC-FAN）」を行なうと、健康的な生活を送っている人で生活習慣病もなければ、血液はサラサラに、逆に喫煙者やメタボの人などはドロドロになる傾向はあります。

しかし、動脈硬化が進行している人でも血液がサラサラになることはありますので、「血液がサラサラだから大丈夫！」という誤解はしないでほしいのです。

大切なことは、動脈硬化を防いで血管の状態を正常に保つことであり、できてしまった動脈硬化のコブの状態を安定化させることです。


特定の野菜を食べればサラサラになるとか、肉食を続けるとドロドロになる……とテレビ番組などで盛んに取り上げられていますが、サラサラになる食品を食べれば血管事故を防げるというものではないのです。

正しい意識は、血管がしなやかになるように生活習慣を改善した結果、サラサラ血液にもなるということです。**サラサラは目的ではなく、結果であって、あくまで目的は「血管力」の向上にある**ことを忘れないでください。

第3章

突然死を防ぎたいなら必読！

なぜ、血液サラサラよりも、「血管力」が大事なのか

いかがでしたか？

楽しみながら「NO力《エヌオーりょく》」をアップしていただけたでしょうか。

いま、みなさんの血管の中では、「NO」が大活躍しているかもしれませんね。

さあ、「NO」について学んでいただいたあとは、いよいよ「血管力」についてご説明していきましょう。

「NO力」アップは「血管力」を高めるための手段でしたね。

本章では、いよいよ本来の目的である「血管力」について踏み込んでいきますよ。

みなさん、ついてきてください！

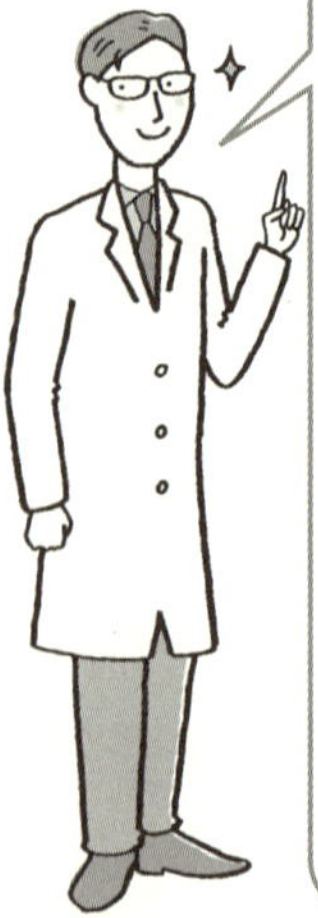

「えっ？ あの人が!?」——ある日突然、「切れる・詰まる」恐怖

大切なことなので、繰り返しますが、

「血管力」とは、

血管全体がしなやかさを保ち、その内壁はなめらかで、血液をスムーズに循環させることのできる力

のことでしたね。


はっきり申し上げましょう。

「血管力」こそ、あなたの健康や寿命を左右します。

日本人の死因の上位を占める脳血管疾患（脳梗塞や脳出血）、心疾患（心筋梗塞や狭心症）は、主に血管が詰まったり、切れたりして心臓や脳に大きなダメー

ジを受ける病気です。

これらはすべて**血管の病気**といってもいいでしょう。

困ったことに、こうした**血管の病気は、何の前触れもなく、〝ある日突然〟やってきます。**

ついさっきまで元気だった人が倒れ、命を落としてしまうケースも少なくありません。ある調査によると、心疾患の約2割、脳血管疾患の約1割はそのまま亡くなっています。

また、一命を取り留めたとしても、言語障害、マヒ、脳の機能障害などの後遺症に悩まされることも少なくありません。なかには半身不随で寝たきりということだって起こり得るのです。

こうした血管の病気を防ぐには「血管力」を高くするのが一番です。

一般的な健康診断などでは、高血圧、高血糖、脂質代謝異常など、**血圧や血液の異常は指摘されますが、「血管が危険な状態ですよ」とはいわれません。**

でも、こうした生活習慣病が「よくない」とされるのは、**血管に負担をかけ、**

血管の病気を引き起こすからに他なりません。

それぞれの検査の異常値を改善することはもちろん必要ですが、それ以上に「血管」についても思いを巡らせていただきたい――。そう考えてこの「血管力」という言葉を考案し、みなさまにお伝えしているのです。

「血管年齢＝血管力」ではありません

血管というと**「血管年齢」**という言葉を思い浮かべる方も多いでしょう。健診や人間ドックなどにも取り入れられている検査なので、実際に調べたことがあるという方もいらっしゃるでしょう。

心臓から動脈へ向けて血液がリズミカルに送り出されると、そこにドッキンドッキンと**「脈」**が生じます。この**脈打つ血管にセンサーを当てて、その変化を波形として描いたのが「脈波《みゃくは》」**です。この「脈波」は、血管の状態に応じて変化します。それらを記録し数値化して、**「血管が何歳相当にしなやかさを失い硬くな**

ったか」を表わしたのが**「血管年齢」**です。

血管年齢を調べる検査は大きく分けて2つあります。

- **「加速度脈波検査」**《かそくどみゃくは》……指先で脈波を記録し、その波形を数値化して血管年齢を推定する
- **「脈波速度検査」**《みゃくはそくど》……四肢の血圧と脈波を計測して、動脈壁を伝わる脈波の速度を測る。動脈が硬化するほど脈波は速く伝わるのでその速さから血管年齢を推定する

一般的に普及しつつある**「血管年齢検査」ですが、その結果に表われにくい動脈硬化がある**のです。

次章で詳しくご紹介しますが、初期の動脈硬化では、とても軟らかいコブのようなもの（プラーク）が血管の内側の壁の表面にできます。その後、時間が経過し、プラークが大きくなったり、新たなプラークが次々とできるようになると、次第に血管の壁全体が厚く硬くなっていきます。ちょうど雪が降り始めると所々

に軟らかい雪が積もり始め、やがて本格的に積もり、全体が硬くなって行く様子に似ています。

ところで、「血管年齢検査」は、加齢とともに硬くなる動脈壁が、何歳相当まで硬くなったかを表わす指標です。ですから、**軟らかいプラークができているけれど、血管の壁全体がそれほど硬くなっていないような段階の動脈硬化は、「血管年齢検査」では過小評価されてしまう**という問題があるのです。

「血管年齢」＝「血管力」ではないことの理由はここにあります。

前述の通り、血管力とは**「血管全体がしなやかさを保ち、その内壁はなめらかで、血液をスムーズに循環させることのできる力」**です。つまり、血管年齢検査では「血管全体がしなやかさを保っているか否か」のみを評価していることになるのです。

「その内腔《ないくう》がなめらかで、血液をスムーズに循環させることができる」ことの評価において、なにか他に手段が必要なのです。

そこで有用なのが、**「頸動脈《けいどうみゃく》エコー検査」**です。

●**「頸動脈エコー検査」**……首の動脈（頸動脈）に超音波を当てて、動脈の状態（血管の内腔にプラークなどが生じて狭くなっていないかなど）を調べる

この検査で、心臓から脳に血液を送る頸部の動脈壁を超音波で観察すると、プラークの状態や内腔が狭くなっていないかなどを確認できます。

血管年齢の異常として検出されない、すなわち**まだ軟らかいプラークもこの方法なら見つけることができる**のです。

たとえば、こんな例があります。

健診で「脂質異常」を指摘され、クリニックを受診された50代男性の患者さんです。この男性は喫煙者でもあったことから、動脈硬化の進行が危惧されました。

ところが「血管年齢検査」を行なってみると、血管年齢は年齢相応の50歳代の結果でした。

そこで、さらに詳しく調べるために「頸動脈エコー検査」を受けていただいたのですが、頸動脈の壁の内側にはプラークが数カ所検出されたのです。内腔はまだ十分に保たれていて、血流にも支障のない状態でした。

つまり、この男性は「脂質異常症」と「喫煙」というリスクによって、生理的な範囲を超えて動脈硬化が進行し、少なくとも頸動脈にはプラークができていました。しかし、まだ血管壁はそれほど硬くなっておらず、「血管年齢検査」では実年齢相当という結果だったというわけです。

このような例は決して少なくありません。

これまでも、**「血管年齢検査」で年齢相応だった患者さんでも、「頸動脈エコー検査」を行なうと、動脈硬化が進行してプラークがあり、血管の内腔が狭くなっていたケースも少なからずありました。**

自覚症状ナシ！
初期の動脈硬化は「サイレント・キラー」

心筋梗塞は、心臓の筋肉（心筋）に酸素と栄養を送っている「冠動脈《かんどうみゃく》」にできた動脈硬化の〝コブ（プラーク）〟が傷つき、そこに生じる血栓によって血流が途絶えて発症します。心筋に血液が流れなくなるとその部分が壊死《えし》してしまい、危険な不整脈や心不全を引き起こして命を奪うことも少なくありません。

ところでみなさん、ここでひとつ問題です。

「心筋梗塞」を発症するとき、その直前の冠動脈のプラークはどのくらい大きくて、内腔はどの程度まで狭くなっていると思いますか？

①25％狭くなっている（＝動脈硬化の初期段階でプラークは小さく、内腔は75％保たれている）
②50％狭くなっている

③75％狭くなっている
④90％狭くなっている（＝動脈硬化が進んでプラークが大きく、内腔が10％しかない状態まで狭くなっている）

④のように感じられるかもしれませんが、実際には、**心筋梗塞は①のときにもっとも起こりやすい**ことがわかっています。

ちなみに、1998年の厚生省（現厚労省）の調査では、心筋梗塞全体のうち86％が、①〜③の状態から発症していたのです。

もちろん、④が①〜③よりもいい状態であるというわけではありません。ここまで狭くなると、血液が流れにくくなっているので「狭心症《きょうしんしょう》」（血流が不足することによって、心筋が酸素不足に陥り、痛みが生じる）を引き起こしている状態であると考えられます。

狭心症は症状が出やすく発見されやすいので、④の状態の人は心筋梗塞になる前にすでに治療を受けていた可能性も考えられます。

ここで強調しておきたいことは、**自覚症状のない動脈硬化が原因となって、急性心筋梗塞などの血管事故を突然発症するケースが多々ある**のだということです。

動脈硬化や、その原因となる生活習慣病が、**サイレントキラー（静かなる殺し屋）**と呼ばれる理由はここにあるのです。

あなたは大丈夫？「いつ詰まるか分からない血管」の調べ方

動脈硬化は、ごく初期であってもあなどることはできません。

動脈硬化の初期段階の血管はまだ軟らかいといいましたが、血管の内側にできたコブも不安定で軟らかいのです。つまり、**破裂して血栓ができやすく、血管がいつ詰まるかわからない状態**といえるのです。

動脈硬化が進行していくと血管全体が厚く硬くなっていきます。さらに動脈硬化の原因となる悪しき生活習慣を改めずに放置すれば、血管内壁には、いつまでも脂ぎってジュクジュクした内容物を有する、不安定で傷つきやすいプラークが存在し続けることになります。動脈硬化の対策は、早ければ早いほどいいのです。前にも述べた通り、初期の動脈硬化は、「血管年齢検査」では発見しにくいのです。

ごく初期の段階で発見するためにも、「加速度脈波検査」や「脈波速度検査」による「血管年齢検査」のみならず「頸動脈エコー検査」をあわせて行ない、**血管の硬さとともに、血管内壁に生じた動脈硬化のプラークの有無**を調べる必要があります。

そう、つまり**ご自分の「血管力」を知っておくことが大切**なのです。

なんとなくだるい、がんばれなくなってきた……は、「血管力」低下の黄信号

血管は**「ものを言わぬ臓器」**といわれます。

血管の病気は、自覚症状がないまま進行し、最終的に突然、命を奪うことが多いからです。

本当に血管は「ものを言わない」のでしょうか。もちろん、なかには自覚症状があるケースもあります。動脈硬化は本当に自覚症状がないのか、それは別として、私は**「血管力」の低下が出す〝サイン〟はある程度察知できる**と思っています。

それが、**「未病《みびょう》」**なのです。

「未病」という言葉、最近よくテレビや雑誌などで取り上げられるので、耳にされたことがある人も多いのではないでしょうか。

「未病」とは、東洋医学の考え方で、**「病気ではないけれど健康でもない状態」**のことです。私が日常の診療で目指しているのは、

病気をその一歩手前の「未病」でとらえ予防する【東洋医学】の考え方

＋

【西洋医学】の最新のエビデンス（科学的根拠）や治療法

＝

【古くて新しい予防医学】

です。朝起きたときに体がだるい、最近疲れやすくなった、肩こりや腰痛、目の疲れがひどい、階段を上るのがつらい、手先や足先に冷えを感じるなど、ちょっとした不調を感じたことは誰しもあるのではないでしょうか。

これらは「未病」の最たるものです。

一時的なことであれば、無理をしたから、睡眠時間が少なかったから、疲れていたなどの理由が考えられますが、ずっと続くようなら、残念ですが、**あなたの「血管力」は低下している**と考えられます。

「未病」と「血液」の切っても切れない関係

なぜなら、**「未病」に大きく関わってくるのが血管や血液**だからです。

「プロローグ」でも書いたように、私たちが生命活動を維持するために必要な栄養素や酸素、水は、すべて血管を流れる血液とともに全身の細胞に運ばれます。それだけではありません。細胞で生じた老廃物《ろうはいぶつ》や体に有害なものは、血液とともに回収されて無害なものに代謝されたり、体外に排泄されたりしています。

それが、なんらかの理由で血液の流れが滞ってしまうと、酸素や栄養の受け渡しや老廃物の排泄がスムーズにできなくなり、疲れやすくなったり、だるさがとれなくなったり、肩こりや冷え性といった「未病」に悩まされることになるのです。つまり**「未病」がある人は、多かれ少なかれ「血管力」が低下している**と考えられるのです。

私が「未病」にこだわるのには理由があります。

私のクリニックを受診された患者さんのなかには、血管がよみがえって「血管力」がアップした方がたくさんいらっしゃいます。

みなさん、「肌の調子がよくなった」「朝、すっきり目覚められるようになった」「だるさと腰痛、肩こりが解消した」……なにかしら体調の改善を実感されています。

「血管力」が上がると「未病」も解消される、それを実際に患者さんが証明されているからです。

最初は半信半疑、またはご家族が心配しているからと、なんとなく「血管力」アップに取り組んでいた患者さんも、体調の変化を実感されると、「もっと血管力を高めたい！」というモチベーションが生まれます。

そのまま続けていると、そのうちに血液状態が改善し、血管年齢が若返るなど、数値に結果が表われて、もっといい状態を目指してさらに続けたくなるという、とてもよい循環が生まれるケースをたくさん見ています。

未病の解消という、うれしい結果がついてくる「血管力」アップによる変化を、あなたも実感してください。

男性9年、女性12年！「寝たきり期間」をなくすために知っておきたいこと

ところでみなさん、**「健康寿命」**という言葉をご存知でしょうか？

日本は世界でもトップクラスの長寿国です。厚生労働省の発表によると、2012年の日本人の平均寿命は女性が86・41歳（世界第一位）、男性が79・94歳（世界第五位）とすばらしい数字です。

ただ、

●**平均寿命**＝死因にかかわらず、生まれてから亡くなるまでの年数

を表わしているのに対し、

●**健康寿命**＝WHOが2000年に提唱した指標で、日常的に介護を必要としないで、自立した生活ができる生存期間のこと

です。

つまり、**健康寿命は、病気や認知症、衰弱などの健康上の問題がない状態で、**

自分で好きなところに出かけるなど自立して過ごせる年齢を表わしています。単なる寿命の長さだけではなく、**「日常の生活の質が大切」**という考えに基づいて提唱されました。

寝たきりで生活するよりも、元気で生き生きと暮らしたほうがいいに決まっています。健康長寿を実現するためには、「平均寿命」ではなく「健康寿命」を参考にしたほうがいいでしょう。

ちなみに、厚生労働省が2010年のデータを基に算出した「健康寿命」は、男性70・42歳、女性73・62歳です。

同じ年の平均寿命は男性79・55歳、女性86・30歳ですから、**男性は約9年、女性は約12年もの介護や寝たきり期間がある**ということになります。

この期間をできるだけ少なくするためにも、「血管力」を上げることが大切だと私は考えます。

健康長寿の3つのカギ「血管年齢」「骨年齢」「腸年齢」

では、「血管力」がどうして健康長寿を左右するのでしょうか？

答えはいたって簡単です。**「血管力」が高ければ、動脈硬化の進行をある程度抑えることができます。**それは生命にかかわる血管の病気をかなり防げる、ということにつながるからです。

実際、国がすすめる「21世紀における国民健康づくり運動（健康日本21）」では、健康長寿を左右するものとして**「血管年齢」「骨年齢」「腸年齢」**の3つが挙げられています。

血管年齢が重視されているのは、寝たきりの大きな原因となる認知症に脳卒中が大きく関係しているためです。寝たきりになる二大要因は脳卒中と骨折ですから、骨年齢が入っているのもそのためです。

腸年齢は、腸内環境をよくすることで、感染症やガンのリスクを低減させることを目的としています。これも健康長寿には大切ですね。

30代でも早すぎない！「血管にいいこと」始めましょう！

繰り返しになりますが、**「人は血管とともに老いる」のです。**

たとえば、あなたが30代、40代だとしたら。まだ若いので、血管について考えたことも、ましてや血管の老化なんて想像すらできないかもしれません。

生活習慣によって異なりますが、もしも、あなたが好きなものを好きなだけ食べ、体を動かすこともなく、タバコをスパスパ吸っているとしたら、たとえ30代、40代であってもかなり「血管力」が低下しているでしょう。

血管の老化が始まり、気づかない間に動脈硬化はどんどん進行していきます。

さらに、朝起きられない、なんとなくだるい、気力がわかないなど、「未病」に心当たりがあれば、もう黄色信号が点滅しているようなものです。

仕事は波に乗って責任あるポストをまかされ、子育ても忙しく、マイホームの購入なども検討する時期でしょう。

男性も女性もとても忙しく、自分の体のことまで考える余裕がない人がほとんどではないでしょうか。

すでに血管の老化が始まっていても、それが表面に出てくるまではもう少し時間がかかります。若く、体力や健康に自信があるので、無理をしてストレスや疲労をため込んでしまいがちです。また、忙しさから遅い時間に食事をするなど、暴飲暴食して太ってしまい、メタボリックシンドロームが増えてくる年代でもあります。最近、お腹まわりが出てきた、体重が一気に増えた、睡眠時間があまりとれていない、健康診断で血圧や血糖値などに異常が出てきた……。そんな人も少なくないでしょう。

こうなると、50歳を過ぎるころには、モノを言わないはずの血管が主張を始めます。〝ささやき声〟で気づくことができればいいのですが、突然〝大声〟で騒ぎ出すこともけっして少なくありません。

血管が限界を迎え、大声を上げるときには、心筋梗塞、狭心症、脳卒中をはじめ、深刻な血管の病気を発症してしまうでしょう。

その先は、突然死、重い後遺症など**健康長寿とはほど遠い結果**が待っています。

そうならないためにも、あなたの生活習慣を見直して、血管の老化を防ぐ「血管力」を高める生活を送っていただきたい、そう願っています。

50歳になって血管事故が起こってから「しまった……」と思うのではなく、**30歳を超えたら、血管にやさしい生活を送る。**

それが、突然死を防ぐ階段への第一歩となります。

もし、あなたが50歳を過ぎていたとしても、遅すぎることはありません。**70歳になっても血管は若返るのですから、あきらめる前にぜひやってみてください。**

ひと昔前、心筋梗塞や脳卒中は50～60代以降の病気でした。いまは30代で発症する人が増えてきています。20代という例もありました。

「血管力」を高めるのは、遅すぎることも早すぎることもありません。気がついたいまがチャンスです。

いくつになっても元気で充実した生活を送るために、「血管力」を高めましょう。

最後に、参考までに現在のあなたのリスクがわかる表を2つのせておきます。

脳卒中のリスクを知りたければ96ページの表を、心筋梗塞などのリスクを測りたければ97ページの表を試してみましょう。

10年間で脳卒中を発症する確率 算定表

注「脳卒中」とは、主に脳梗塞と脳出血のことを指します。

年齢（歳）	点数
40～44	0
45～49	5
50～54	6
55～59	12
60～64	16
65～69	19

性別	点数
男性の場合	6
女性の場合	0

タバコを吸っている	点数
男性の場合	4
女性の場合	8

肥満度（BMI）	点数
25未満	0
25以上、30未満	2
30以上	3

※肥満度（BMI）
体重（Kg）÷身長（m）÷身長（m）

糖尿病	点数
あり	7

※糖尿病ありとは：
治療中または空腹時血糖値126mg/dl以上

血圧	点数
降圧薬内服なしの場合	
120未満／80未満	0
120～129／80～84	3
130～139／85～89	6
140～159／90～99	8
160～179／100～109	11
180以上／110以上	13
降圧薬内服中の場合	
120未満／80未満	10
120～129／80～84	10
130～139／85～89	10
140～159／90～99	11
160～179／100～109	11
180以上／110以上	15

※血圧：収縮期／拡張期（mmHg）
最高血圧と最低血圧で点数の高いほう

すべての点数を合計する

合計点数	発症確率	血管年齢（歳） 男性	血管年齢（歳） 女性
10点以下	1%未満	42	47
11～17	1%以上、2%未満	53	60
18～22	2%以上、3%未満	59	67
23～25	3%以上、4%未満	64	72
26～27	4%以上、5%未満	67	76
28～29	5%以上、6%未満	70	80
30	6%以上、7%未満	73	83
31～32	7%以上、8%未満	75	85
33	8%以上、9%未満	77	90以上
34	9%以上、10%未満	79	-
35～36	10%以上、12%未満	82	-
37～39	12%以上、15%未満	85	-
40～42	15%以上、20%未満	90以上	-
43点以上	20%以上	-	-

（出典：国立がん研究センターによる多目的コホート研究HPより〔http://epi.ncc.go.jp/jphc/〕／レイアウトを一部改変、注は筆者による）

冠動脈疾患絶対リスクチャート（一次予防）

㊟「冠動脈疾患」とは、主に心筋梗塞と狭心症のことを指します。

死亡率 □0.5%未満 ▨0.5%以上1%未満 ▨1%以上2%未満 ■2%以上5%未満 ▧5%以上10%未満

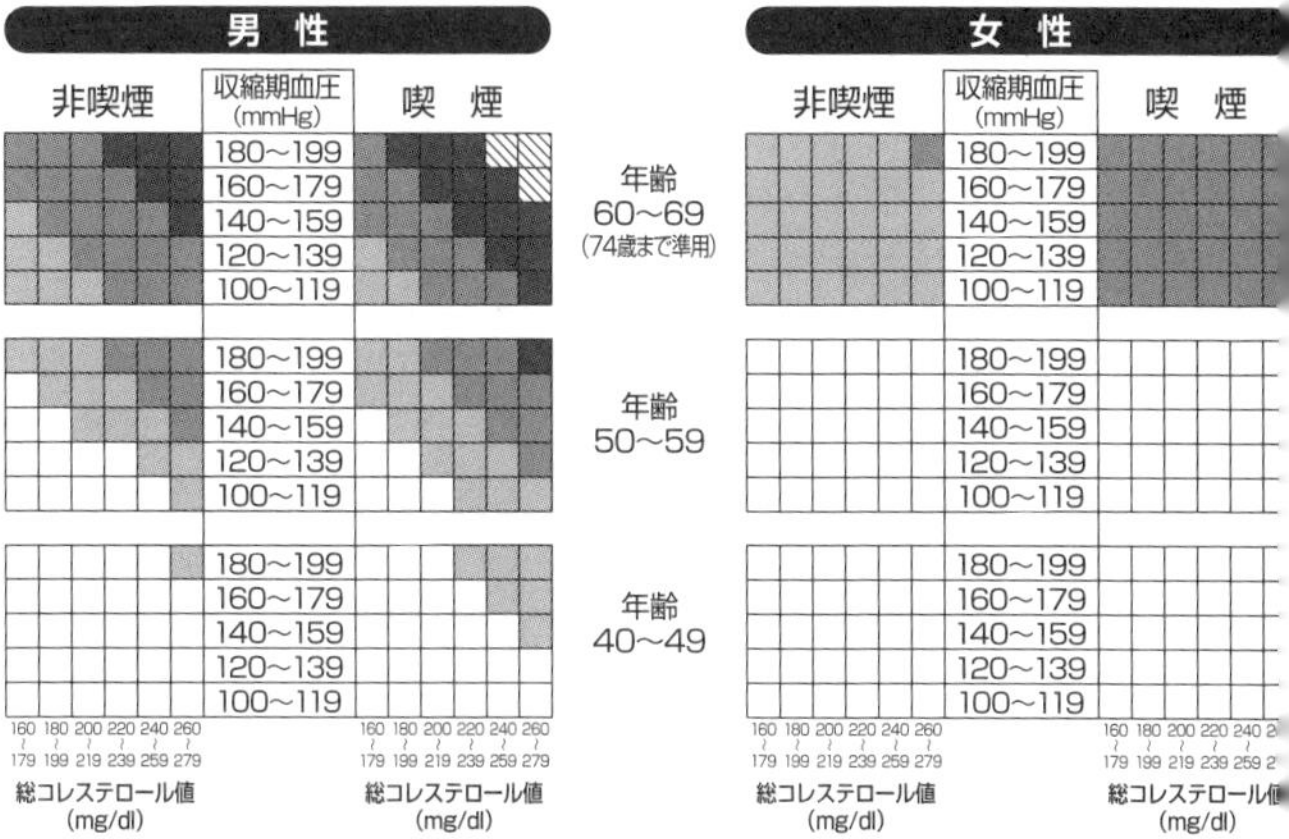

絶対リスクは危険因子の変化や加齢で変化するため、少なくとも年に一度は絶対リスクの再評価を行うこと。

【補足事項】

1）総コレステロール値160未満の場合は、160〜179の区分を用いる。
2）総コレステロール値280以上の場合は、260〜279の区分を用いる。
3）収縮期血圧100未満の場合は、100〜119の区分を用いる。
4）収縮期血圧200以上の場合は、180〜199の区分を用いる。
5）75歳以上は本リスクチャートを適用できない。
6）血圧の管理は高血圧学会のガイドライン、糖尿病の管理は糖尿病学会のガイドラインに従って行う。
7）喫煙者は絶対リスクのレベルにかかわらず禁煙することが望ましい。
8）高血糖者、また糖尿病や慢性腎臓病患者などの高リスク状態では、このリスクチャートを用いることはできない。

（出典：日本動脈硬化学会（編）：動脈硬化性疾患予防ガイドライン2012年版、日本動脈硬化学会、2012「冠動脈疾患絶対リスクチャート（一次予防）」より一部を抜粋・改変／注は筆者による）

コラム 「血管力」はいくつになってもよみがえる

私のクリニックに通う患者さんのなかには、70歳を超えていても血管年齢がみるみるうちに若返った例は少なくありません。


Aさん（男性・88歳）は生活習慣の改善だけで、血管年齢が驚くほど若返りました。現在は、肌にハリがあってとても若々しく、見た目は60代といっても違和感がないくらいです。

受診されたときには、血圧が高く、「頸動脈エコー検査」でプラークが認められました。いろいろお話をうかがってみると、真面目で責任感も強く、なんにでも一生懸命取り組む性格とのこと。仕事人間で趣味もとくになく、退職後にFXを始めたところ、睡眠時間を削って夜な夜な続けていたそうです。

「せっかく定年退職してのんびり過ごせるのに、心身ともにストレスがたまる、体に悪い生活を送るのはもったいないですよ」と説得して、睡眠時間をしっかりとり、規則正しい生活を送るようにしていただき、食生活を見直してもらったところ、血管年齢が一気に改善して45歳まで若返っていました。

この調子でいけば「血管力」がどんどん高まり、できてしまった動脈硬化も安定に向かうのではないかと期待しています。

第4章

最新「医学常識」

硬くなった血管も改善できる！そのために知っておきたいこと

みなさん、ここまでは大丈夫ですか？

さて、この章では、血管が切れたり詰まったりする最大の原因「動脈硬化」について、詳しくご紹介していきましょう。

前述したとおり、30代でも、40代でも油断は禁物です。

また、女性の場合、閉経によって女性ホルモンの分泌量が減少すると、動脈硬化の進行が急速に進むため、注意が必要です。

「動脈硬化」に対する知識と理解を深め、健康で豊かな人生を送るのに役立ててください。

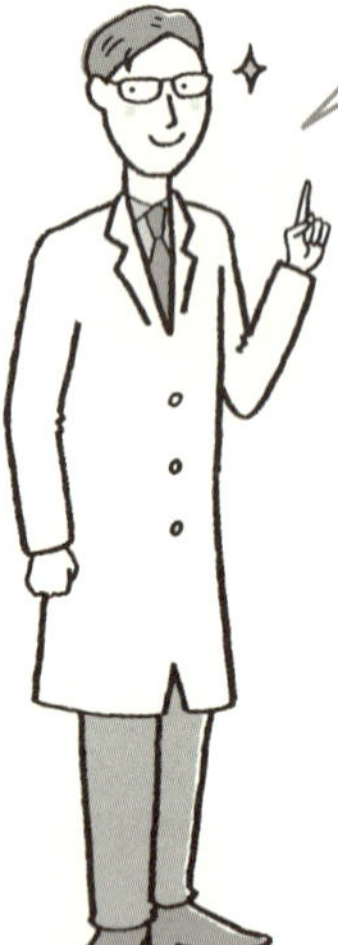

血管が詰まる「梗塞」・破れる「出血」

私たちの体には網の目のように血管が巡っています。

血管には「動脈」「静脈」そして「毛細血管」の3種類があるのはご存じですね。これらをすべてつなぎ合わせると、およそ9～10万キロ。地球を約2周半する長さにもなります。

動脈硬化に関係する「動脈」の長さだけを想像しても、いつ、どの場所でトラブルが発生するのか——。事前に把握することは、現実的には難しいところです。

さまざまな重篤《じゅうとく》な病気を併発する大敵「動脈硬化」は、どこに進行するかによって、誘発される病気が変わります。

たとえば、

心臓を養う冠動脈で起これば**「心筋梗塞」「狭心症」**を、

脳の血管で起これば**「脳梗塞」「脳出血」「くも膜下出血」**

などを発症します。

とくに脳の動脈硬化は、**「脳血管性認知症」**の原因にもなります。

これら、動脈硬化が加齢現象を超えて進行し、誘発する病気をまとめて**「動脈硬化症」**と呼びます。

血管が原因の病気なので、私はこれらの病気を**「血管事故」**と呼んでいます。

これらは、自覚症状がほとんどないままに進行し、発症したときには生命にも関わる致命的なケースが少なくありません。まさに、**動脈硬化は「サイレントキラー（静かな殺し屋）」なのです。**

図解！「血管事故」はここに起こる！

動脈硬化が発生した血管の部位ごとに起こる病気を左ページにまとめました。ぜひ参考にしてください。血管の病気はたくさんあるので、ここではとくに多い脳と心臓の病気について簡単にご説明します。

脳動脈

・脳梗塞（脳の血管が詰まる）
・脳出血（脳の血管が破れて出血する）
・脳血管性認知症（脳梗塞や脳出血などの後遺症として認知症になる）

大動脈

・大動脈瘤（動脈硬化によって大動脈の壁がもろくなり内圧に負けて膨らむ）
・大動脈解離（大動脈壁が裂け、血液が流れ込んで壁が内側と外側に解離する）

冠動脈

・虚血性心疾患（冠動脈が狭くなったり、詰まったりする）

腎動脈

・腎硬化症（腎臓の血管に動脈硬化が生じ、腎臓が硬く萎縮して機能が障害される）
・腎不全（糸球体の機能が60％以下まで低下した状態。10％以下になると人工透析治療が必要になる）

末梢動脈

・閉塞性動脈硬化症（下肢の血管の動脈硬化が進み内腔が狭くなったり詰まったりして血流が不足する）

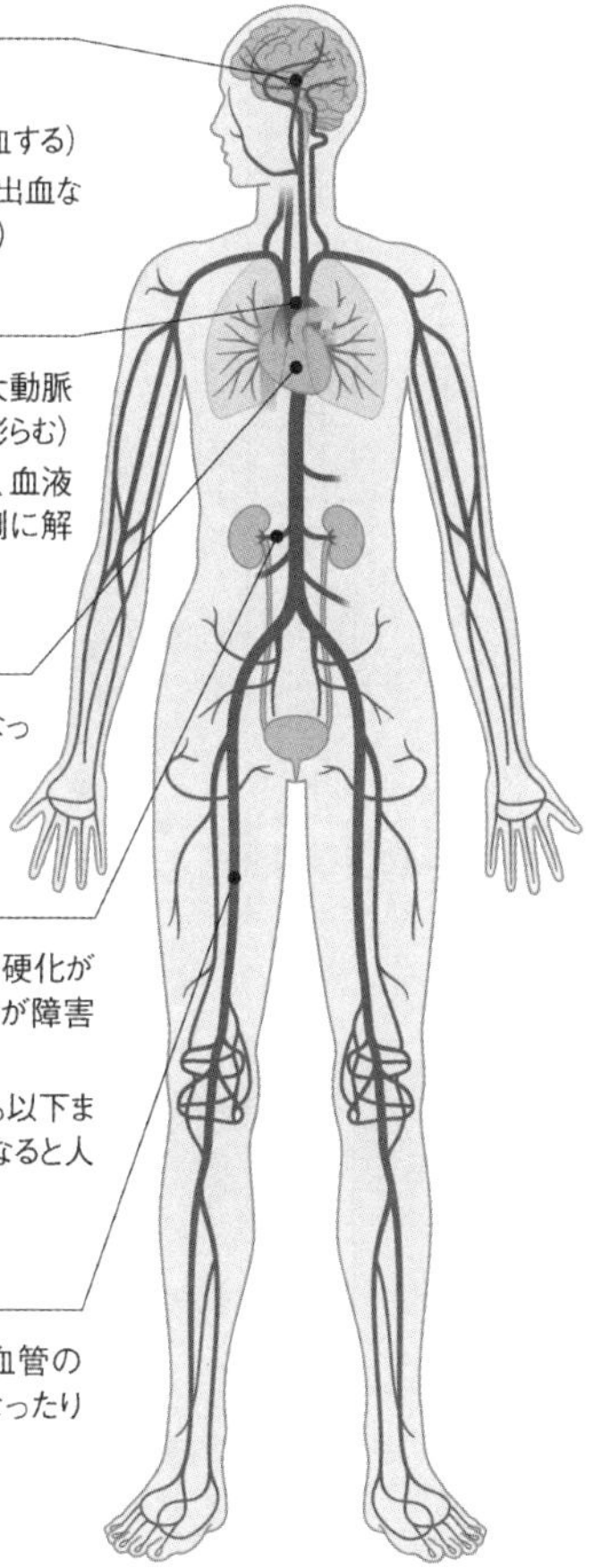

意外と知らない動脈硬化「3つの起こり方」

そもそも、血管の老化にともなって起こる動脈硬化とは、どのように進行していくのでしょうか。ここではその種類や進行について説明しましょう。

繰り返しになりますが、動脈硬化は、血管のしなやかさが失われ、血管壁が厚くなって、血液の通り道が狭くなった状態です。**血管の老化現象**ともいえます。

実は、ひと口に「動脈硬化」といっても、どのように進行するかによって大きく次の3種類があります。

①アテローム性動脈硬化（粥状《じゅくじょう》動脈硬化）

血管壁の内膜に、コレステロールなどの脂肪からなるドロドロした粥状物質（アテローム）がたまってコブのようなものができ、次第に大きくなることで動脈の内腔が狭くなる。大動脈や脳動脈、冠動脈などの比較的太い動脈に起こる。

②細動脈《さいどうみゃく》硬化

脳や腎臓の中の細い動脈に起き、3層になっている血管の壁（内膜・中膜・外膜）全体が厚くもろくなる。しなやかさが失われると血管壁は破れやすくなる。高血圧症が長く続いて引き起こされることが多いのが特徴。

③中膜《ちゅうまく》硬化（メンケルベルク型硬化）

血液中のカルシウムが血管の壁の中膜にたまって石灰化《せっかいか》を起こす。中膜が硬くもろくなり、血管壁が破れることもある。大動脈や下肢の動脈、頸部の動脈に起こりやすい。

すべての始まりは、「血管内皮細胞」の障害から

一般的に動脈硬化というと、①の「アテローム性動脈硬化」のことを指しています。「頸動脈エコー検査」（↓80ページ）で調べられるのは、主にこのタイプの動脈硬化です。

それでは、アテローム性動脈硬化の起こり方を簡単にご説明していきましょう。

①血管内皮細胞の障害と単球（白血球）の侵入

まず、生理的な加齢や高血圧、高血糖、脂質代謝異常などの危険因子により、血管の内側の**「血管内皮細胞《けつかんないひさいぼう》」**が障害されます。

傷ついた血管内皮細胞には単球《たんきゅう》（白血球）がくっつき、やがて血管内皮細胞の間から壁の内側へと侵入します。続いて内皮から血管壁の中へと侵入した単球は、

異物を貪り食うようにして処理する細胞**「マクロファージ」**へと変化します。

②異物の侵入

傷ついた「血管内皮細胞」のバリア機能が弱まると、血管内に異物が侵入しやすくなります。異物の代表格が**「LDLコレステロール」**で、これが血管壁に入り込むと「活性酸素」の影響で**「酸化コレステロール」**となります。

LDLコレステロールとは、血液中の脂質の一種で、酸化すると動脈硬化を進行させるため**「悪玉コレステロール」**と呼ばれています。

また、**「活性酸素」**とは、反応性の高い分子の総称で、体内でエネルギーをつくり出すときに発生します。ストレスや喫煙などで増えることもわかっています。

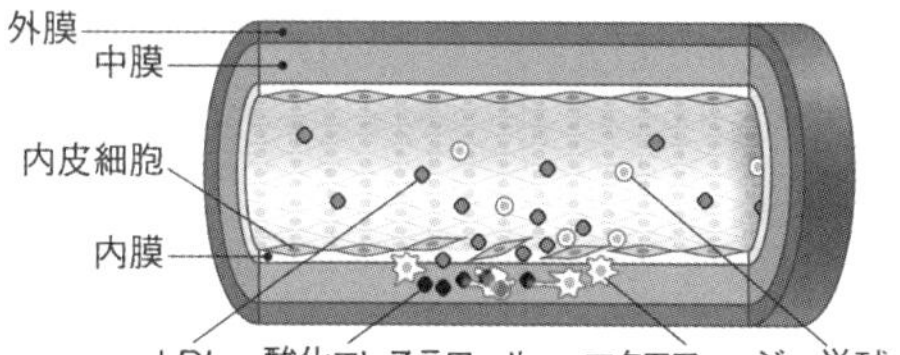

非常に不安定な物質で、「活性酸素によって体内が酸化する」などといった表現をよく耳にしますが、活性酸素によって細胞が傷つけられることを意味しています。血管内に活性酸素が増えると、血管が傷つけられやすくなり、動脈硬化が進行してしまいます。**喫煙が「血管力」を下げるのは、体内の活性酸素を増やすことも関係しています。**

③免疫システム発動

ＬＤＬコレステロールが「酸化コレステロール」になると、私たちの体を守る**免疫システムはそれらを異物とみなして攻撃**します。

免疫細胞である白血球の「単球」から分化した「マクロファージ」は、アメーバのような細胞で、**病原菌などを自らの体内に取り込んで殺し、私たちの体を守っています。**

「酸化コレステロール」はこうした異物とみなされて、マクロファージに処理されます。

④限界まで働いた免疫細胞が破裂、蓄積

限界を超えるまで酸化コレステロールを取り込んだマクロファージは泡沫《ほうまつ》細胞となり、**脂肪のかたまりとなって血管壁内に蓄積してしまい、やがてコブのように隆起します。**

これが、**「プラーク」**と呼ばれるもので、その内部に詰まったジュクジュクとした軟らかい脂肪のようなものが**「アテローム」**です。プラークは、その状態がおかゆに似ているため「粥腫《じゆくしゆ》」とも呼ばれます。

プラークが大きくなると血管の内腔が狭くなって、血液が流れにくくなってしまいます。また、動脈硬化によって血管壁が、もろくなり、切れてしまうこともあります。

＊

「ＬＤＬコレステロール」が、どうして血管の内膜に侵入

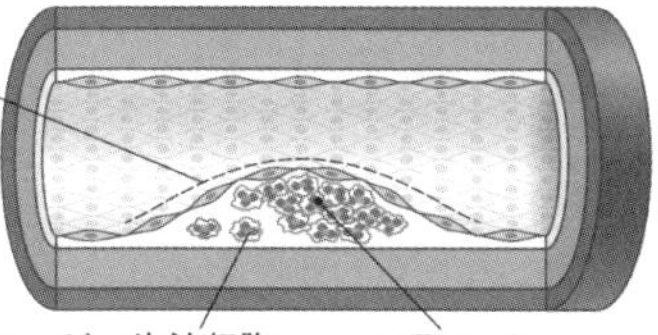

して酸化するのかはまだよくわかっていません。

ただ、加齢や生活習慣病などによって血管内皮細胞の機能が低下し、傷つきやすくなった血管の内膜にコレステロールが侵入することはわかっています。**動脈硬化は血管内皮細胞の衰えとともに発症する**といってもいいでしょう。

ふさぐ・詰まる元凶「血栓」はなぜできる?

できたばかりの「プラーク」は非常にもろく、血管の収縮などの刺激をきっかけに一部が破れてしまうことがあります。

すると、それを修復しようとして**血小板が集まり、血液のかたまり（血栓）ができます。**

この血栓がやっかいで、血液の流れが滞るのはもちろん、血管をふさぐまで大きくなることもあります。

そこで詰まらなくても、血流に乗って別の場所に運ばれ、そこで動脈を詰まらせてしまうこともあるのです。

脳梗塞や心筋梗塞を引き起こす血栓はこうしてつくられています。

プラークが大きくなって血管の内腔が狭くなると、小さな血栓でも詰まることがあります。

また、動脈硬化のリスクとなる喫煙習慣や生活習慣病が放置されると、できてのプラーク同様の、内部に脂がたまった傷つきやすいコブが、いつまでも血管の内壁にでき続けますので、注意が必要なのです。

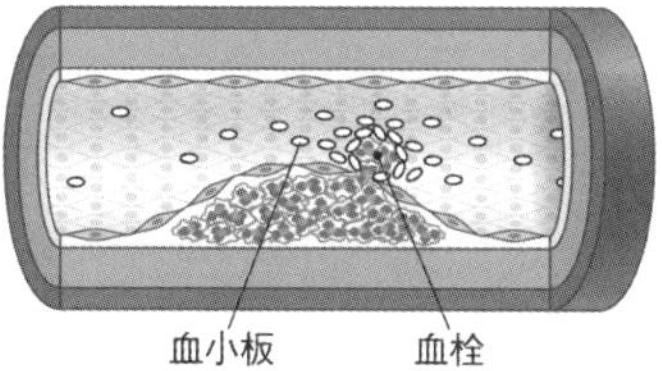

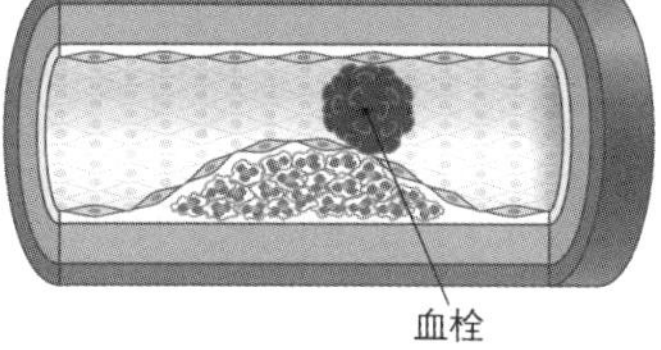

コラム 納豆を食べれば血栓は防げる?

テレビや雑誌などで、「納豆を食べれば血栓が防げる。寝る前に食べると心筋梗塞の予防に役立つ」といった説明をしている医師がいます。実際に患者さんからも、

「先生、納豆を食べると血液がサラサラになって動脈硬化もなくなるんですよね」

という質問を受けることがありますが、しかし、これは大きな間違いです。


納豆を食べても血栓を溶かすことはできません。納豆に含まれるナットウキナーゼが血の固まりを溶かすといわれますが、**これは試験管の中だけの話。**

納豆を食べたとしても、そこに含まれるナットウキナーゼはタンパク質ですから、消化されて最終的にはアミノ酸になります。したがってナットウキナーゼとして吸収されて、血液中を流れることなどあり得ません。


ただ、納豆が健康によい食べ物であるのは確かです。

質のよいタンパク質を含んでいますし、発酵食品ですから腸内環境の改善に役立ちます。

これらが私たちの体によい影響を与える、ということは充分に考えられますが、血栓を予防する効果までは期待できません。

厄介なプラークは、「安定性」がカギ

前述したように、プラークは大きいから危険だとは限りません。むしろ、できたばかりでそれほど大きくもない小さなプラークでも、不安定で傷つきやすいことも多く、**「血管事故」を起こしやすい**ことがわかっています。

プラークは大きく2種類に分けることができます。

> 内部の脂質が多く、また表面を覆う膜が薄くてはがれやすい**「不安定プラーク」**。突然死を招きやすい

と、

> 内部の脂質が比較的少なく、また厚く丈夫な膜に覆われ傷つきにくい**「安定プラーク」**

できて間もないプラークのほとんどは**「不安定プラーク」**で、時間をかけて段階的に成長したものが**「安定プラーク」**になります。

もしも、悪しき生活習慣をそのまま放置し続けると、**動脈硬化のコブは不安定プラークのまま次第に大きさを増していきます。**ところがある程度の大きさのところで、脂質を覆っているプラークの膜が傷つき、血管事故を発生することがあるのです。

一方、生活習慣を改善したり、適切な治療を受けたりすることで**「不安定プラーク」は「安定プラーク」へと変化**します。

不安定プラークは炎症を起こしています。

たとえるなら、蚊に刺された直後の皮膚の状態と同じようなものです。蚊に刺された直後は炎症が起こり、ブワーっと大きくはれ上がって強いかゆみをともないます。そして爪で引っ掻けばジクジクして容易に傷ついて出血してしまいます。

ところが、引っ掻いて傷つけないようにしていれば、時間の経過とともにだんだん炎症がやんで、ふくらみも小さく固まるようにして治っていきます。

プラークも同じで、最初は炎症を起こしてジュクジュクしていても、時間がたつと徐々に固まっていきます。積極的な治療を施せば、プラークが小さくなっていくこともあるのです。これを動脈硬化の「退縮《たいしゅく》」と呼びます。

できたての〝小籠包《しょうろんぽう》〟プラークが大事故を招く

コレステロールなど脂肪がたっぷり詰まって破れやすい**「不安定プラーク」**は、**中華料理でおなじみの〝小籠包〟**のようなものです。熱々の小籠包を箸でつついて破れると、ジュワッとした肉汁があふれてきます。

不安定プラークもこれと同じで、ちょっとした刺激で破れて中に詰まった脂が出てきてしまいます。そうすると、傷ついたプラークを修復するために血栓ができてしまいます。

一方、**「安定プラーク」は〝肉まん〟**にたとえられます。肉まんは、中身を包む皮がしっかりしていて、ちょっと触ったくらいで破れることはありません。また、中の肉汁は少なめでしっかりしています。

安定プラークも、外側の膜が丈夫で内部の脂も少ないため、いきなり破れて血栓をつくることはほとんどありません。プラークが大きい場合、血管の内腔は狭くなりますが、**心筋梗塞などによる突然死のリスクはそれほど高くありません。**

事実、1998年の厚生省（現・厚労省）のデータによると、急性心筋梗塞の8割強はそれほど大きくなっていない〝小籠包プラーク〟が傷ついたことによって発症していたことがわかっています。

〝小籠包プラーク〟、つまり**「不安定プラーク」こそ、突然死を招く黒幕**といっていいでしょう。

ランニング中「突然倒れる人」に起きていること

困ったことに、できたばかりのプラークは小さく、血管内腔が狭くなっていないため、自覚症状がほとんどありません。みなさん、自分の血管がそのような危険な状態にあるなどと思いもよらないことでしょう。

マラソンなどで急性心筋梗塞を発症して亡くなる方は、こうした〝小籠包プラーク〟が、走っている間にバチッとはじけて、そこにできた血栓で冠動脈が詰まってしまうのです。

マラソンは、汗を大量にかき、長時間体を動かすハードな運動ですから、そのストレスが一気に血管に襲いかかり、こうした「血管事故」が起こることが少なからずあるのです。

プラークの中には、ジュクジュクした不安定な状態のまま大きくなるものもありますし、膜が硬くなって安定するものもあります。ジュクジュクした状態のまま徐々に大きさを増す〝小籠包プラーク〟はとても危険です。血圧の上昇などちょっとした刺激で破れてしまいます。

「血管事故」を防ぐには、**プラークを覆う丈夫な膜をつくり、安定させることが大切**だとおわかりいただけたと思います。

「プラークの安定化」が突然死を防ぐ最大のコツ

一方、〝肉まんプラーク〟、つまり「安定プラーク」ができた場合は、血管の内腔が狭くなっているので、血液が流れにくく、小さな血栓が詰まりやすいため、胸の痛みなどなんらかの自覚症状があります。

深刻な状態に陥る前に医療機関で適切な治療を受ければ、突然死を迎えることなく、おだやかな状態でそのまま維持できます。

では、どうすれば、危険な〝小籠包プラーク〟を、丈夫な膜で覆われた〝肉まんプラーク〟に変えることができるのでしょうか。

ここで活躍するのが**「血管内皮細胞」**です。

血管内皮細胞が正常に機能していれば、できてしまったプラークを、ある程度のところまで小さくすることもできます。**大きくなってしまった〝小籠包プラーク〟を、固めて少し小ぶりの〝肉まんプラーク〟にすることは難しいのですが、可能**です。たとえるなら、不発弾をセメントで固めて爆発しないようにする、不発弾処理のようなものです。

「血管内皮細胞」といえば、1章でご紹介した「NO」でしたね。「NO」は、「血管内皮細胞」の機能を維持します。「NO力」を高め、できてしまった「プラーク」も速やかに安定化できることを目指しましょう。

また、そもそも「血管内皮細胞」が正常に働いてくれてさえいれば、血管内皮細胞の障害から始まる、一連の動脈硬化のプロセスは抑制されます。血管内皮細胞の傷は、血管内皮細胞自らが出す「NO」によって修復されますし、また、血管壁への白血球や血小板などの沈着も起こりにくくなり、炎症や血栓の形成も抑制されるのです。

「NO力」を高めることの大切さ、改めておわかりいただけたのではないでしょうか。

脳卒中のリスクを50%減――その食べ物とは?

さらに、血管内皮細胞を助け、安定化を早めてくれるのが、青魚に含まれる**EPA(エイコサペンタエン酸)**です。

EPAには**血管内皮細胞の炎症をしずめ、血管の膜をつくる(コーティング)作用**があります。

魚が「血管事故」予防によいことは、さまざまな研究で明らかになっていて、魚に含まれるEPAは**脳卒中のリスクを40~50%、心筋梗塞のリスクを約20%低下させる**という研究結果もあります。

最近、中国などでマグロの買い占めが始まったことがニュースになりましたが、こうした研究結果に影響されているのではないでしょうか。

私のクリニックでは、治療の一環としてEPAの摂取をすすめています。食事での摂取が難しいという方には、治療薬としての高純度ＥＰＡ製剤を摂取していただいています。

脂質異常症の患者さん26人に、毎日、高純度ＥＰＡ製剤（ＥＰＡ１８００㎎含有）を摂取していただいたところ、**2カ月で血液中の脂質データが改善し、血管の壁がしなやかになって若返りました。**

ただし、市販されているサプリメントは純度が低いので、高純度ＥＰＡ製剤と同じような効果が期待できるとは限りません。

ご参考までに、サプリメントを飲む場合に私がおすすめしているのは、私も毎日飲んでいるカルピスの「しなやかケア＋ＥＰＡ＆ＤＨＡ」です。

これは、１日あたりの摂取量にあたる6粒に２５０㎎のＥＰＡが配合されています。できれば、これくらいＥＰＡが含まれているサプリメントを選んだほうが、いいでしょう。

また、前出の会社とは違いますが、ニッスイが販売しているトクホ飲料（特定保健用食品）も、１本に６００㎎のＥＰＡが含まれています。

ＥＰＡのほかに、**ブルーチーズ**に含まれている**ＬＴＰ（ラクトトリペプチド）**

にも血管内皮細胞の機能を高める作用があることがわかっています。カルピスが販売しているトクホ飲料の主成分は、このラクトトリペプチドです。

これには血管拡張作用とそれにともなう降圧作用がありますが、そのメカニズムのひとつとして血管内皮機能の改善が考えられています。

コラム あと何年生きられる？「寿命時計」

最近の研究で、動脈硬化が私たちの寿命そのものを決めているのではないかという仮説が出てきました。

私たちの細胞の染色体（DNA を含む、遺伝情報の発現と伝達を担う物質）の末端には、「テロメア」という小さな構造物があります。テロメアは細胞分裂を繰り返すたびに少しずつ短くなっていき、一定の長さになると、それ以上は細胞分裂しません。細胞の寿命を決める「寿命時計」といえるものです。

さまざまな研究で、動脈硬化を起こしている血管の細胞は、そのほかの場所にある細胞よりも、このテロメアが明らかに短くなっていることがわかってきました。

そもそも、動脈硬化が進行している血管では、その場所の細胞が傷つけられているため、ほかの細胞よりも頻繁に修復や再生が繰り返されています。

新陳代謝が激しいため短期間で細胞の寿命を迎え、テロメアが短くなるのではないかと考えられています。

テロメアが短くなりきって寿命時計のリミットがきてしまうと、その細胞はそれ以上、再生しなくなります。

修正されないままの細胞に刺激が加わると、そこが破れて血栓をつくり、深刻な血管事故を起こしてしまう危険性が高くなります。

ここから血管の動脈硬化が、私たちの寿命の一部を決めているという仮説が成り立つ、と考えるのはちょっと拡大解釈かもしれません。

でも、「血管力」を上げて動脈硬化の予防に取り組むことが、私たちの健康寿命にも直結しているという最新の研究結果を知ると、「血管力」にますます興味を持っていただけるのではないでしょうか。

第5章

危険度は81倍にも⁉

血管の老化を加速度的に進める4つのリスクファクター

「動脈硬化」の恐ろしさ、ご理解いただけたでしょうか。

動脈は、365日、24時間休まずに働いています。しかも、心臓からは1日約8トンもの血液が全身に送り出され、それが動脈を通過していくのです。ですから、動脈の血管が時間とともに少しずつ傷んでくるのは当然といえるのです。

さらに、これから挙げるような病気や「リスクファクター（危険因子）」がある場合は、動脈硬化がより速く進行していきます。

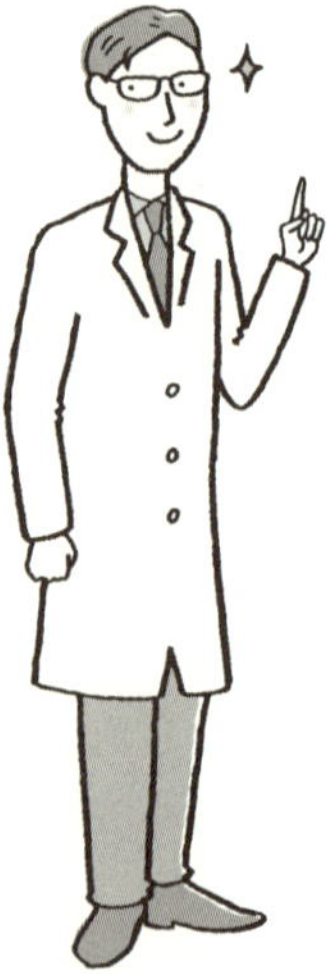

「血管力」を下げる〝ARF4《エーアールエフフォー》〟にご注意！

私は動脈硬化のリスク要因に「ARF4（エーアールエフ・フォー）＋α」という名前をつけて患者さんに注意を呼びかけています。

具体的には、

【ARF4　第一位】喫煙
【ARF4　第二位】高血圧
【ARF4　第三位】脂質代謝異常
【ARF4　第四位】高血糖
【ARF4　α】肥満（メタボリックシンドローム）

の4つ＋1です。

「ARF」とは、アテローム性動脈硬化の危険因子の（Atherosclerosis Risk

、Factor）頭文字をとったものです。

とくに大きな危険因子が4つあるので、これに数字の4を加えました。この危険因子は、そのまま**心筋梗塞や脳卒中など、「血管事故」のリスクを表わす**とされています。

どういうことかというと、

> 健康な人が血管事故を起こす**危険度を1**

とした場合に、

> 「喫煙」「高血圧」「高血糖」「脂質代謝異常」という危険因子が、ひとつ加わるごとに**危険度が3倍以上**になる

というのです。

これは、私の恩師でもある東京医科大学八王子医療センターの高澤謙二先生が提唱する**「3倍の法則」**です。

リスクがひとつだと3倍ですが、ふたつで9倍、**3つになるとなんと27倍**です。加速度的に増えていく危険度はおそろしいものがあります。

血管へのダメージを少しでも減らし、動脈硬化のリスクを下げるためには、まずこれらの危険因子の改善から始めましょう。

4つの危険、すべてそろうと……

4つの危険

- 高血圧
- 高血糖
- 脂質代謝異常
- 喫　煙

1つの危険をもっている…　3倍の危険率

↓

2つの危険をもっている…　9倍の危険率

↓

3つの危険をもっている…　27倍の危険率

↓

4つの危険をもっている…　81倍の危険率

ARF4 第1位
悪の絶対的エース「喫煙」

いうまでもないことですが、**「喫煙」**は血管を老化させてしまう大きな要因です。その弊害は大きく、ＡＲＦ４の第一位を陣取る〝悪のセンター〟と呼んでもいいくらいです。「喫煙は百害あって一利なし」は間違いありません。

タバコの煙には、ニコチン、タールなど有害物質が含まれていて、「血管事故」だけでなく発ガンリスクを高めることもよく知られています。こうした有害な物質が血管によい影響を与えるはずがありません。

何より、ニコチンは**「交感神経」を刺激して、心拍数の増加や末梢血管を収縮させて血圧を上昇させる**作用があります。血圧が上がると血管の内膜が傷つきやすくなり、動脈硬化の進行を加速させます。

狭心症や心筋梗塞を発症するリスクは、タバコを吸う人と吸わない人では大きく異なります。

タバコを吸っているだけで、**男性は2・9倍、女性は3・1倍とリスクが跳ね上がる**のですから、どれだけ悪影響を及ぼしているかがわかっていただけるのではないでしょうか。

ちなみに、1日に20本以上タバコを吸う人は、非喫煙者より**心筋梗塞の死亡率が1・7倍**になるというデータもあります。

血管だけではありません。喫煙は体内の「活性酸素」を増やし、全身の細胞を酸化させます。

しかも、タバコの害は吸っているあなただけでなく、その煙を吸う家族にも影響します。家族とあなた自身の健康のために、今日から禁煙しましょう。

禁煙に何度も失敗してしまうあなたへ――

患者さんから、

「どうしてもやめられません」

「タバコを吸わないとイライラして、落ち着かないんです」

……

という相談を受けることもあります。

実は、これは無理もないことなのです。

タバコに含まれるニコチンは、吸い続けているとやめられなくなる**依存性の高い物質**なのです。タバコを吸わないでいるとイライラするのは、禁断症状のようなもの。タバコを吸わないと落ち着かない、イライラするというあなたは「ニコチン依存症」に陥っています。

こうなると意志の力での禁煙は難しくなります。

そんなこともあり、現在は、一定の条件を満たせば健康保険を使って禁煙治療が受けられるようになっています。禁煙に何度も失敗しているという方は、お近くの禁煙外来を受診して、今度こそ禁煙を成功させましょう。

禁煙治療が受けられる医療機関は増えています。インターネットで「禁煙治療」と検索すれば、住んでいる地域で禁煙治療が受けられる医療機関を検索できたり、自分がニコチン依存ではないかをチェックしたりすることができるサイトが出てくるでしょう。

「血管力」を高めるために不可欠な禁煙、ぜひチャレンジしてください。

ARF4 第2位

うれしい興奮も危ない!?「高血圧」

喫煙に続く危険因子は**「高血圧」**です。

血圧が高いということは、血管の内壁に常に高い圧力がかかっていることになります。ちょうど水道水をより大量に送るために、ポンプの圧力を上げているのと同じような状態です。

高い圧力が常にかかっていると、血管の機能も低下し、その結果、動脈硬化の進行を招きます。また、ポンプの役割を担う心臓にも、負担が大きいのです。

また、ずっと血圧が高い状態が続くのはもちろん、**急激に上がったり下がったりするのも血管にダメージを与えてしまいます。**これは血糖値も同じです。

子どもをしかるときに、同じ調子でいつもしかっていると、慣れてしまってあまり効果がないのですが、ふだんやさしくしていて急に怒ったときの効果はてきめんです。

血圧や血糖も同じで、乱高下することなく、ある程度の範囲内で変動していればおだやかな刺激となり、血管にはそれほど負担はかかりません。

これが興奮して血圧が一気に上がるなど、**上下の変動が大きいときには血管に大きな負担**がかかります。ストレスが血管によくないといわれるのは、**過度なストレスが血圧を急上昇させる**からです。

ストレスはつらいことばかりではありません。過去に、宝くじが当たって、うれしすぎて心筋梗塞になったという患者さんがいらっしゃいました。**つらいことでも、うれしいことでも、刺激の強すぎる興奮はあまりよくない**ということですね。

血圧を安定させるには、**塩分を控えること**が大切です。なかには、塩分を控えてもなかなか血圧が下がらないケースもありますので、血圧が高い方は一度、医療機関を受診されたほうが安心です。

ちなみに、血圧は年をとるとだんだん上がってきます。これには、加齢によって「NO」の分泌や働きが落ちることも関係しています。

ARF4 第3位
気になるコレステロール「脂質代謝異常」

忘れてならないのが、血液中の**「脂質」**です。

血液中の脂質には**「LDLコレステロール」「HDLコレステロール」「中性脂肪」**があります。一般的な健康診断ではこれらの脂質を調べます。

一般的には、LDLコレステロールは血管の内膜に入り込んで酸化コレステロールとなり、動脈硬化の進行を促進するため**「悪玉コレステロール」**と呼ばれます。これに対し、HDLコレステロールは体内の余分なコレステロールを回収して肝臓に戻すため、**「善玉コレステロール」**と呼ばれています。

ですから、**悪玉コレステロールであるLDLが高く、善玉コレステロールであるHDLが低い人は動脈硬化が進行しやすい**とされています。

このイメージが先行したことで、ＬＤＬコレステロールは体に有害なだけのものと決めつけられていますがそうではありません。**肝臓から全身の細胞にコレステロールを運ぶという役割を担っています。**細胞に運ばれたコレステロールは細胞膜やホルモンの原料になるという、大切な役割があります。

悪玉コレステロールは本当に悪者⁉

誤解されている方が多いのですが、コレステロールそのものが悪者なわけではないのです。**体内で代謝されたときに、どんな形になるかで悪玉か善玉かに分かれ、**なかでも、ＬＤＬコレステロールは、悪玉に変化しやすいだけだということを、もっとみなさんに知っていただきたいのです。

たとえば、海外ではタクシーが危険な乗り物といわれることがありますが、すべてのタクシーが危険なわけではありませんね。ドライバーが悪人であれば危険なタクシーになりますが、善人のドライバーであればなんの心配もありません。

コレステロールは、運転するドライバーによって危険にも安全にもなるタクシーに似ています。

代謝の過程でどんなタンパク質と結びつくかで、悪玉、善玉、どちらになるかが左右されているのです。

悪い人が運転するコレステロールをつくり出す環境を避けることが、コレステロールとうまくつきあっていくポイントとなります。

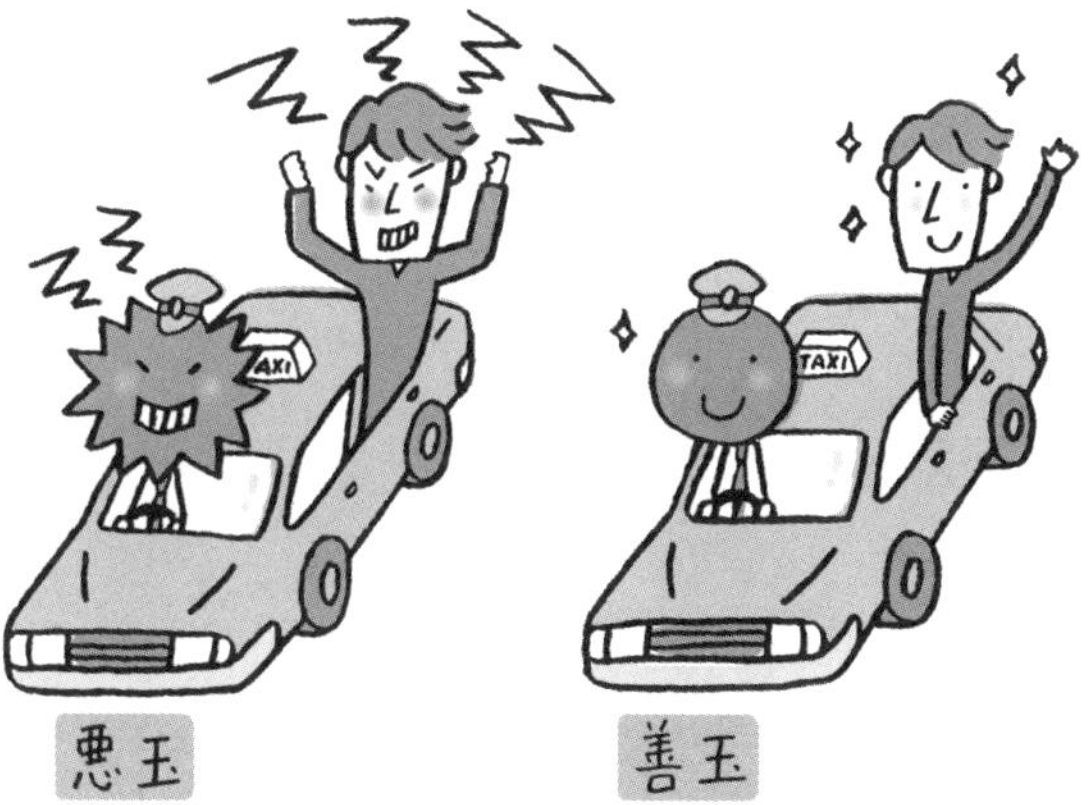

コレステロールそのものには善玉も悪玉もない!?

それには、**悪い脂（飽和脂肪酸、リノール酸などのオメガ6系多価不飽和脂肪酸）の過剰摂取を避け、喫煙、塩分の過剰摂取、運動不足など、生活習慣の改善が不可欠**です。

コレステロールが高いと指摘されると、とにかくコレステロールが含まれている食べ物を避ける、という方がいらっしゃいますが、コレステロールは食事で摂取する量よりも体内でつくられるほうが多くなっています。全体的なカロリーの摂取量が多かったり、肉ばかり食べていたりするとＬＤＬコレステロールがたくさんつくられてしまうので、食べ過ぎやアルコールの飲み過ぎを避けて、肉よりも魚を食べるなど心がけましょう。

具体的な食生活のアドバイスについては第６章を参考にしてください。

“超悪玉コレステロール”にかかわる「中性脂肪」

コレステロールだけではありません。**「中性脂肪」**も要注意です。

これまでは中性脂肪が高くても動脈硬化にはそれほど関係ないと考えられてきましたが、最近、血液中の中性脂肪が多いと、**「超悪玉」**と呼ばれる酸化しやすい、小型のLDLコレステロールがつくられやすいことがわかっています。

超悪玉コレステロールは動脈硬化を早く進行させるので、中性脂肪の数値にも気をつけたほうがよいといわれるようになっています。

中性脂肪は食べ方に気をつけて適度に運動をすれば、比較的下がりやすくなっています。中性脂肪を下げる食べ物や食べ方については、第6章でまとめて紹介していますので、そちらを参考にしてください。

脂質代謝異常の判断の目安

LDLコレステロール 140mg/dl以上 → 高LDLコレステロール血症

HDLコレステロール 40mg/dl未満 → 低HDLコレステロール血症

中性脂肪（トリグリセライド） 150mg/dl以上 → 高トリグリセライド血症

上記のいずれかひとつでも該当すれば → 脂質異常症

※ただし、LDLコレステロール120mg/dl以上であれば、脂質異常症の予備軍と考えて注意が必要。
※他の値も、境界値に近い場合には要注意。
※これはあくまで目安。正式な診断は、必ず専門医を受診すること。

ARF4 第4位

老化の原因は〝糖化〟にある!?「高血糖」

「血糖値」とは、**血液中に含まれるブドウ糖の量**です。食事で摂取した炭水化物が消化・分解されるとブドウ糖になります。ブドウ糖は脳や体温の維持、体を動かすなど私たちが生命活動を維持するためのエネルギー源となります。

血液中のブドウ糖が不足すると、エネルギー不足となってしまいます。そんなことにならないよう、私たちの体は血液中のブドウ糖を空腹時でも70～100mg／dℓくらいに保つようコントロールしています。

食事をしたあとの血糖値は一時的に高くなりますが、すい臓から分泌されるインスリンというホルモンの働きで、食後1～2時間で元の数値に戻るようになっています。

しかし、暴飲暴食を続けていると、**インスリンの効きが悪くなったり、分泌量**

が低下したりして、血糖値が下がりにくくなってきます。これが進行すると、常に「高血糖」状態が続くようになって、**糖尿病を発症**します。

この**「高血糖」**状態も血管にダメージを与えます。

「糖化反応（メイラード反応）」という言葉を聞いたことはありませんか？ブドウ糖がタンパク質と反応したときにできる**「ＡＧＥ《エージーイー》（終末糖化産物）」**という物質が老化を招くと、テレビなどでとりざたされたこともあるので、耳にされた人もいらっしゃるのではないでしょうか。

テレビなどでは、食品を加熱したときにタンパク質が焦げて発生するＡＧＥばかり取り上げていますが、**血管をサビさせるのはそうしたＡＧＥを多く含む食べ物ではありません。**

むしろ、血液の**高血糖状態こそが血管を老化させる原因**です。

血管を構成しているのはタンパク質（アミノ酸）です。**血管壁のタンパク質に血液中のブドウ糖が結びついて糖化する**ことで、血管の内皮細胞が障害されます。

また、ＬＤＬコレステロールも酸化して変性しやすく、動脈硬化を進めてしまいます。

食事に含まれる糖質やタンパク質からつくられるAGEよりも、**高血糖状態が続き、自分自身の細胞を糖化させてしまうほうが大問題**なのです。

糖尿病の人に動脈硬化が進行しやすいという研究結果はいくつもありますから、高血糖状態がいかに血管に負担をかけるかということがわかります。

血糖値を急上昇させない「食べ方のコツ」

血糖値の急上昇を防ぐには、**野菜から食べて、最後にごはんを食べるという食べる順番を変える食事方法が有効**です。同じものを食べても血糖値の上昇がゆるやかなので、血管への負担を避けることができます。もちろん、野菜でお腹が満たされたなら、最後のごはんを少なめにすることが大切です。食事のときは、野菜から食べて血糖値を上げすぎない食べ方を心がけましょう。

詳しくは177ページをご参考ください。

糖尿病の判断の目安

▶ 血糖値（早朝空腹時）
126mg/dl以上は「糖尿病型」

▶ ヘモグロビンA1c（HbA1c）
6.5以上は「糖尿病型」

※ヘモグロビンA1cは、特定健診（いわゆるメタボ検診）で検査される。

上記2つが確認されると → 糖尿病

※ただし、血糖値（早朝空腹時）が100mg/dl以上か、ヘモグロビンA1cが5.6以上のいずれかがあれば糖尿病予備軍と考えられるので注意が必要。
※これはあくまで目安です。正式な診断は、専門医を受診すること。

コラム　歯周病のある人は血糖値にも要注意

一見、関係ないようにみえる歯周病ですが、糖尿病や動脈硬化のサインとして最近、注目されています。歯ぐきから出血したことがある人は、体内の動脈硬化が進行しているサインかもしれません。


実は、歯周には毛細血管が張り巡らされています。血管そのものといっていいくらいです。

歯周の状態と、体内を循環する血液の状態はお互いを映し出す“鏡”のようです。

たとえば、歯周ポケットに病原菌が繁殖して炎症を起こしているということは、全身に炎症を起こしているようなものです。

実際、血管に入り込んだ歯周病菌（毒素）が、血管に炎症を起こすきっかけになっているのではないかという説もあるほどです。

歯周病の人が脳卒中、心筋梗塞を引き起こすことは多いですし、プラークの中に歯周病菌が存在していることもわかっています。また、糖尿病の人には歯周病が多いことはよく知られていますが、逆に歯周病があることによって糖尿病が悪化する可能性があることもわかってきました。

ARF4 α お腹ポッコリ「肥満（メタボリックシンドローム）」

ＡＲＦ４として「喫煙」「高血圧」「高血糖」「脂質代謝異常」を紹介しましたが、ここにもうひとつ**「肥満（メタボリックシンドローム）」**を付け加えさせてください。

肥満といっても判断基準は体重ではありません。**要注意なのは内臓周辺に脂肪がついた、「内臓脂肪型肥満」**です。

内臓脂肪がつくと、**糖質、脂質などを体内で利用するための代謝機能に異常が生じ、高血糖、高血圧、脂質代謝異常などを引き起こして動脈硬化を進行させてしまいます。**

高血圧、糖尿病、脂質異常症と診断されるほど数値が高くない人でも、これらを複数あわせ持つと「血管事故」のリスクが非常に高くなります。

これは先ほど紹介した**「3倍の法則」**と同じです。この複数の危険因子をあわせ持った状態が、いわゆる「メタボリックシンドローム」と呼ばれます。

メタボリックシンドロームを指摘されているあなたの血管はとても危険な状態です。いますぐ生活習慣を見直すことをおすすめします。

なお、メタボリックシンドロームの診断は腹囲（お腹まわり）だけと勘違いされている方がいらっしゃいますが、腹囲がクリアしていても、血圧、血糖値、中性脂肪が高いのはいい状態ではありません。腹囲だけを見て安心しないようにしましょう。

＊

血管壁にダメージを与える悪しき生活習慣を取り除いて、「ARF4＋α」を改善することができれば、ダメージを受けていた血管内皮細胞が回復して、本来持っている機能を取り戻すことができます。

メタボ（メタボリックシンドローム）の判断の目安

▶ 内臓脂肪蓄積の指標として、
へその高さで測った腹囲が、

男性：85cm以上

女性：90cm以上

これに加えて、以下の項目①～③のうち2つ以上が当てはまればメタボリックシンドロームと判断されます。

①血圧：収縮期血圧130mmHg以上、
または
拡張期血圧85mmHg以上

②空腹時血糖値：110mg/dl以上

③中性脂肪：150mg/dl以上
または
HDLコレステロール：40mg/dl未満

第6章

血管は人生を映す鏡

生活習慣で若返る「血管メンテナンス法」

血管年齢を若く保つことは、血管からくる重大な病気を予防するだけでなく、肩こりや腰痛、冷え性といった未病から、生活習慣病をはじめ、重大な病気も遠ざけてくれます。

できるだけ血管のしなやかさを保つ努力をして、快適な日常生活を送りましょう。

本章では、【食生活】【運動】【睡眠法】【心の持ち方】に分けてご紹介していきます。

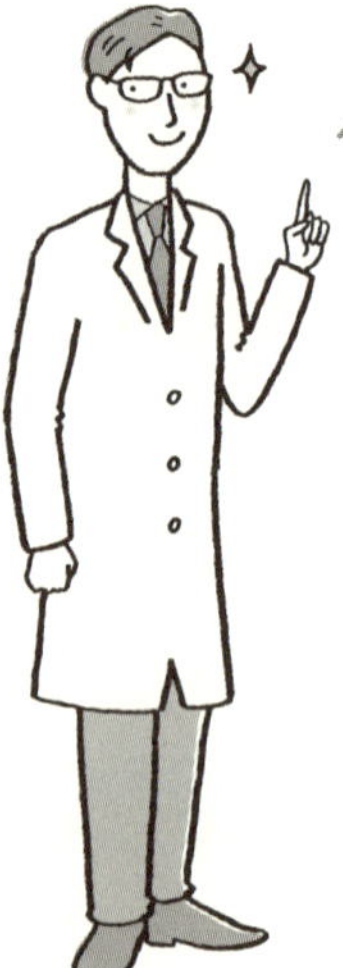

血液をきれいに保ち、血管年齢を若く保つ具体的方法

血管を流れる**「血液の質」**は、食生活、運動習慣、睡眠、ストレスなどに大きく影響を受けます。

健康であれば血液の成分はバランスよく保たれていますが、食生活の乱れや運動不足、睡眠不足、過度なストレスなどによって、血液中に「脂質」や「ブドウ糖」が増えすぎたり、血圧が上昇したりすることがあります。

このようないわゆる〝汚れた血液〟は、「血管内皮細胞《けつかんないひさいぼう》」を傷つけ、「NO力《エヌオーりょく》」の低下や、動脈硬化を進行させる原因となります。

「血管力」を高める努力をしながら血管内を流れる血液をきれいに保つのが健康への一番の近道です。

こんな生活習慣が血液をきれいにして「血管力」を高める!

□肉よりも魚が好き
□朝はサラダや野菜ジュースをとっている
□野菜を好んで食べる（意識して食べるようにしている）
□最初に野菜を食べ、ごはんは最後に食べる
□食事はゆっくりとよく噛んで食べる
□夕食は夜８時までにすませる
□アルコールは適度に飲んでいる（１日にビール中瓶１本程度）
□レストランやカフェではいつも禁煙席
□１～２階の移動であれば階段を使う
□昼食後にウォーキングなど体を動かしている
□夕食後の軽い運動を習慣にしている
□睡眠時間は６～７時間とっている
□翌日に眠気を生じないように睡眠できている
□仕事はがんばるけれど、適度にリフレッシュしている
□人間関係に悩まされていない（職場も家庭も和やかな雰囲気である）
□目標は高すぎず、低すぎないものにしている
□人の意見を聞くようにしている（意固地・頑固といわれることがない）

血管を若く保つ食生活①

効果は実証済み！「ＥＰＡ《エイコサペンタエン酸》」を多く含む魚を食べる

前述したとおり、青魚に多く含まれる「ＥＰＡ（エイコサペンタエン酸）」には血管内皮細胞の働きを助ける作用があります。

これはさまざまな調査や研究で明らかにされており、私のクリニックでも、患者さんに青魚を積極的に食事にとり入れるようアドバイスしています。

野菜をほとんど食べないイヌイットに、心臓病が少ない理由

血管と魚の摂取量との関係は、１９７０年代にデンマークで行なわれた疫学調査の結果から注目されるようになりました。

その調査によると、デンマーク本土では死因の34・7％を「虚血性心疾患（心筋梗塞や狭心症）」が占めていたのに対し、グリーンランドに居住するイヌイット民族では、「虚血性心疾患」で死亡する人の占める割合は、たった5・3％という、驚くほどの違いが出たのです。

グリーンランドでは、厳しい自然条件のため農作物がほとんどとれません。そのため、野菜や果物の摂取量は非常に少なく、アザラシやオットセイ、魚介類などが食事の中心でした。

アザラシやオットセイは肉ですが、海生ほ乳類なのでその肉はＥＰＡを多く含んでいます。このことから、ＥＰＡに「血管事故」を防ぐ作用があるのではと推察され、世界各国で追跡調査が行なわれたのです。

追跡調査の結果は、どれも同様の結果が確認されました。この結果から、**ＥＰＡに「虚血性心疾患」など深刻な「血管事故」を防ぐ効果があるということが、世界的に認められること**になりました。

いまでは、脂質異常症の治療に高濃度のＥＰＡ製剤が治療薬として処方されるようになっているほどです。

缶詰なども賢く利用。魚を積極的に食卓にのせる工夫

ＥＰＡを効率よく摂取するには**鮮度のいい刺身**がおすすめです。また、焼き魚は焼くときにＥＰＡが少し失われますが、それほど気にすることはありません。しょうゆや塩のかけすぎには気をつけましょう。

同じ魚でも、フライにすると「血管事故」を増やすという報告があるので、あまりおすすめできません。できるだけ**生に近い状態で食べるほうがいい**でしょう。

ひとり暮らしなどで魚をいつも買うのはむずかしいという方は缶詰を活用しましょう。味つけのしていない**水煮缶詰**をまるごと使ってスープにすると、ＥＰＡを効率よくとることができます。

長期保存できる缶詰の鮮度を気にされる方がいらっしゃいますが、密封保存しているので開封しなければ酸化する心配はありません。

ただし、開封後は早めに食べきるようにしましょう。

まぐろ、かつお、さば、さんま、鮭の水煮缶詰にはＥＰＡが多く含まれているのでおすすめです。

ただし、油漬けや油入り水煮の缶詰には植物油が使われているので「血管力」を高めるためにはおすすめできません。

「どうしても魚は苦手……」という患者さんにはサプリメントを飲んでいただいています。実際、ＥＰＡのサプリメントを飲んで運動を習慣にしただけで、血管年齢がかなり改善されたという患者さんがいらっしゃいます。

それだけ、目に見える効果があるということでしょう。おすすめのサプリメントについては121ページを参考にしてください。

EPAを多く含む魚を食べよう

（　）内は100g中に含まれるEPAの量

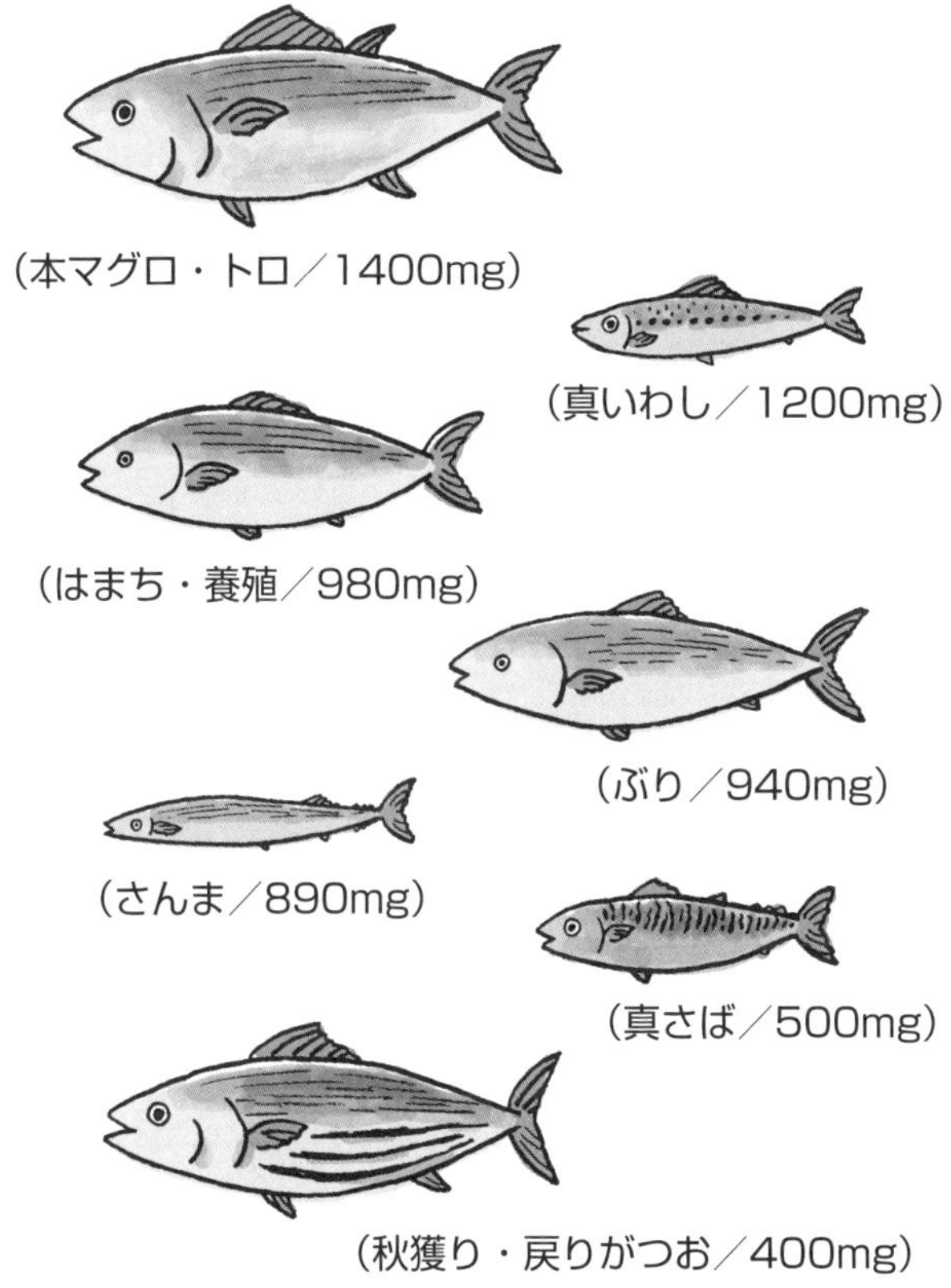

血管を若く保つ食生活②

「肉は食べないほうがいい」はウソ？　ホント？

「肉を食べると長生きできない」などという健康法（？）に注目が集まっているようです。患者さんからも、
「肉は食べないほうがいいって聞いたのですが……」
などと心配そうに尋ねられることが多くなりました。

魚を食べることはもちろん大切なのですが、だからといって**「肉を食べないほうがよい」というわけではありません。**

健康で長生きしている方の食生活をうかがうと、90歳を超えても肉をしっかり食べているようです。肉ばかり食べているわけではありませんが、「好物はステーキ」とおっしゃる長寿の方は本当に多いのです。

やはり、若々しく、元気に長生きするためには、肉も適度に食べたほうがいいでしょう。

血管の材料となるアミノ酸はタンパク質からつくられます。丈夫な血管を維持するためには、質のよいタンパク質をとることが大事です。肉にはそれが豊富に含まれています。

「EPA」と「アラキドン酸」のベストバランスは？

また、肉と魚をバランスよく食べるようにすると、**「脂肪酸」のバランスもとれます。**脂肪酸とは、脂質を構成する成分で、いくつか種類があります。

大きく分けて、常温で固まる**「飽和脂肪酸」**と、常温でも固まらない**「不飽和脂肪酸」**があります。

冷えたラーメンのスープに浮かぶ白いかたまりや、脂身の多い肉を煮込んだときにできる煮こごりなどが常温で固まるのを目にしたことはみなさんあるでしょ

注目の2つの脂肪酸

●オメガ3系脂肪酸

魚油、アマニ油、エゴマ油などに多く含まれていて、体内でEPAに変換される。魚にはもともとEPAとして含まれている

●オメガ6系脂肪酸

大豆油、コーン油、紅花油、ひまわり油などに多く含まれ、体内でアラキドン酸（AA）に変換される。アラキドン酸は肉にも含まれている

う。あれが、「飽和脂肪酸」です。牛肉や豚肉、鶏肉など肉の脂身のほか、ヤシ油やパーム油に多く含まれています。

一方で、常温でも固まらず、液体の状態を保つ植物油や水中に棲む動物の脂は「不飽和脂肪酸」です。

不飽和脂肪酸は、さらに**「一価不飽和脂肪酸」**と**「多価不飽和脂肪酸」**に分けられます。このなかでもとくに注目されているのが、「多価不飽和脂肪酸」の**「オメガ3系脂肪酸」**と**「オメガ6系脂肪酸」**です。この2つは体内で合成できないので、食事での摂取が必要となっています。

基本的に、

「オメガ3系脂肪酸」は動脈硬化を予防し、

「オメガ6系脂肪酸」を過剰に摂取すると動脈硬化を促進する

ことがわかっています。

そう聞くと、「オメガ6系脂肪酸は悪者！」と思われてしまうかもしれませんが、そう簡単な話ではないのです。

血液中のEPAとAA（アラキドン酸）の比（EPA／AA比）を調べると、理想的な数値は「1」で、**この数値が低い人ほど動脈硬化による「血管事故」を発症しやすい**ことがわかっています。

また、最近の研究で、「オメガ6系脂肪酸」の摂取量が増えると「オメガ3系脂肪酸」の作用が弱まり、「オメガ3系脂肪酸」が増えると「オメガ6系脂肪酸」

の作用が弱まるという、**シーソーのような関係にある**ことがわかってきました。
そのため、最近では「オメガ3系脂肪酸（ＥＰＡ）」ばかりとればいいというわけではなく、「オメガ6系脂肪酸（アラキドン酸／ＡＡ）」とのバランスが重要視されるようになってきました。

とはいうものの、アラキドン酸はベジタリアンでなければ十分とれているので、意識してたくさんとる必要はありません。

現実的に、いまの日本の食生活でアラキドン酸が不足することはほとんどありません。ただし、ＥＰＡが足りないのは間違いないので、積極的に魚を食べるようにしましょう。

● 理想的なEPA／AA比は「1」
● 日本人は0・5〜0・6程度（35歳未満では0・2〜0・3）
● 欧米人は0・1〜0・2程度

日本人は欧米人に比べると理想的な数値に近いのですが、それでもＥＰＡが不足しています。

しかも、日本人全体の平均数値なので、35歳未満では欧米人に近い数値となっています。

逆に、65歳以上の高齢者は魚をよく食べているのでもう少し1に近い数値になっていることでしょう。

「調理油」には何を使う？

調理油としておすすめしたいのが、**オリーブ油**です。

オリーブ油は**「一価不飽和脂肪酸」**を多く含み、**悪玉のＬＤＬコレステロールを減らし、善玉のＨＤＬコレステロールは減らさない**ことが確認されています。

また、「オメガ6系不飽和脂肪酸」のリノール酸と違って、「オメガ3系不飽和脂肪酸」のＥＰＡと競合しない点も長所といえます。

さらに、熱に強いオリーブ油は、加熱すると変性しやすい「オメガ3系不飽和脂肪酸」の強力な助っ人といえます。

動脈硬化予防に役立つので、オリーブ油を積極的に活用しましょう。

ただし、とりすぎは厳禁です。カロリーの過剰摂取となり、メタボを招き「血管力」を下げてしまうことになります。

脂肪酸の種類

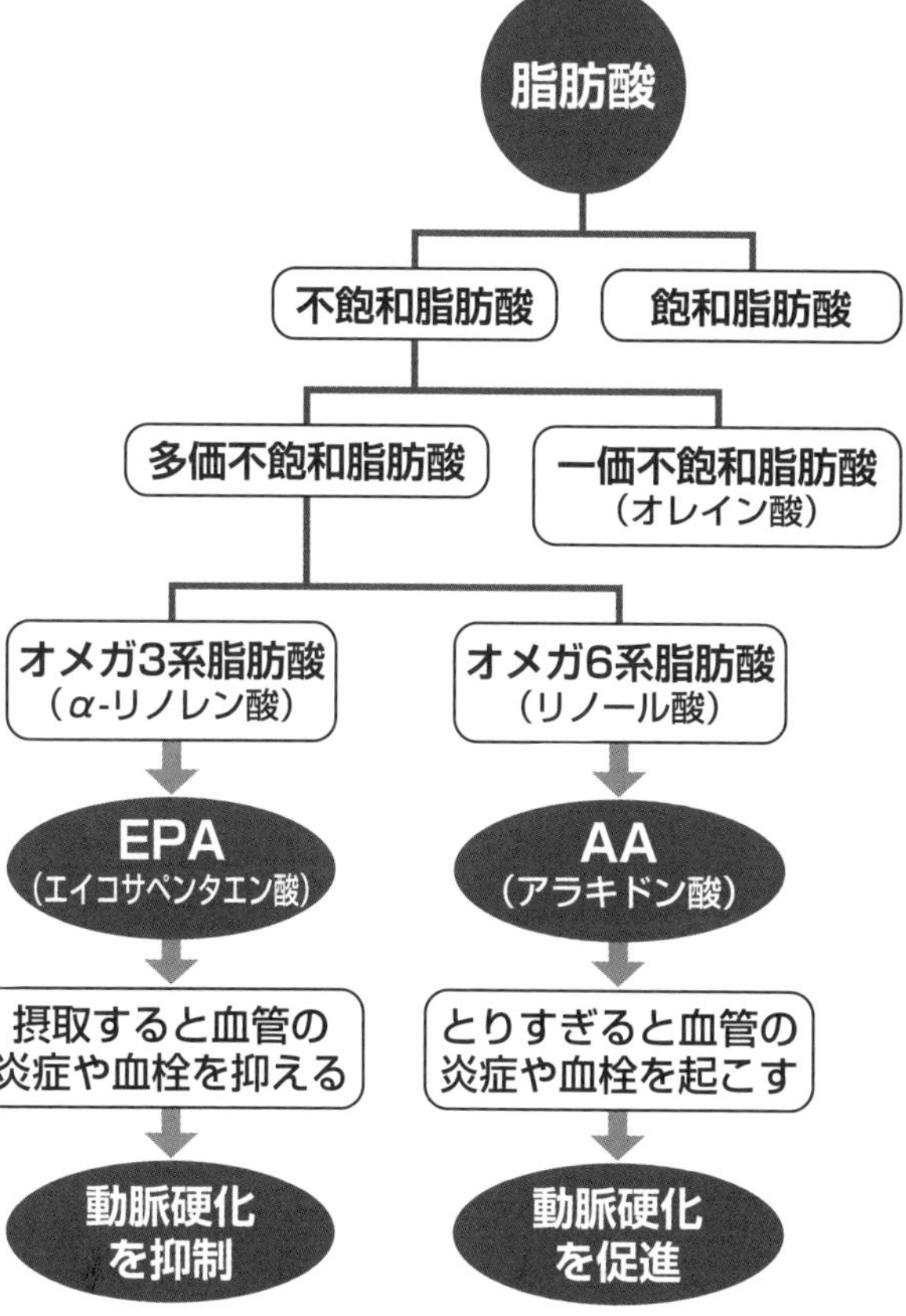
脂肪酸
不飽和脂肪酸
飽和脂肪酸
多価不飽和脂肪酸
一価不飽和脂肪酸
（オレイン酸）
オメガ3系脂肪酸
（α-リノレン酸）
オメガ6系脂肪酸
（リノール酸）
EPA
（エイコサペンタエン酸）
AA
（アラキドン酸）
摂取すると血管の
炎症や血栓を抑える
とりすぎると血管の
炎症や血栓を起こす
動脈硬化
を抑制
動脈硬化
を促進

血管を若く保つ食生活③

動脈硬化に効く野菜は？

健康長寿、病気予防には野菜をたくさんとったほうがよいということは、世界中のさまざまな調査・研究で検証・確認されています。

心筋梗塞や脳卒中など血管の病気予防についても、野菜の摂取がよいという研究報告がたくさんあります。

こうなると、やはりみなさん「どの野菜を食べればいいの？」ということが気になりますよね。

世の中には、動脈硬化に効く、中性脂肪を下げる、血液をサラサラにするなど、さまざまな謳《うた》い文句があふれています。しかし、ズバリ申し上げますが、**特定の野菜が、特定の病気や症状を劇的に改善することはありません。**

怪しげな情報に躍らされて、特定の野菜だけをたくさん食べるなんてあまり意味のあることではありません。

なぜ、野菜は「血管にいい」のか

血管の病気に関していえば、野菜に含まれる**「カリウム」**が、**血圧を上昇させる「ナトリウム」の排泄を促して**血圧を安定させ、「血管内皮細胞」を守ります。また、野菜に含まれる**「食物繊維」**も血管のサポートに一役買っています。

食物繊維の中でも、水に溶ける**「水溶性食物繊維」**には、**血液中のコレステロールの排泄を促し、脂肪を分解する酵素の働きを助ける作用**があり、血管内皮細胞を守ります。

ほかにも、野菜にはエネルギー代謝に欠かせない**「ビタミン」「ミネラル」**が含まれています。

炭水化物や脂質、タンパク質が車を動かすガソリンだとしたら、ビタミンやミネラルはエンジンオイルのようなもの。どちらが不足しても代謝がスムーズにできませんから、野菜をしっかりとるよう心がけることは大切です。

また、野菜には**「フラボノイド」**や**「カロテノイド」**など、人体で重要な役割を担う**「微量栄養素」**を含んでいます。これらは、さまざまな種類があり、たくさんの野菜にごく微量ずつ含まれています。どれかひとつだけとるのではなく、**複数の野菜をたくさんとるようにしましょう。**

厚生労働省がすすめる「健康日本21」では、1日に緑黄色野菜を120g、淡色野菜を230gとるようすすめています。血管のためにはこれにプラス50g、1日400gを目標にしてみてください。

参考までに野菜の目安量を挙げておきます。

野菜の目安量

【緑黄色野菜】

ブロッコリー　大3房（80g）
小松菜　1/3束（100g）
ほうれん草　1/3束（100g）
にんじん　1/2本（80g）
トマト　中1個（150g）
ピーマン　1個（40g）

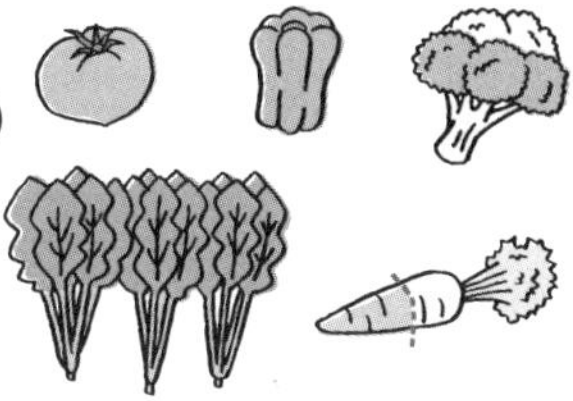

【淡色野菜】

レタス　1枚（30g）
キャベツ　1枚（60g）
白菜　1枚（100g）
カリフラワー　大3房（100g）
大根　5cm（100g）
かぶ（根）　1個（80g）
玉ねぎ　1/2個（100g）
なす　1個（80g）
長ねぎ　1本（100g）
もやし　1/2袋（100g）

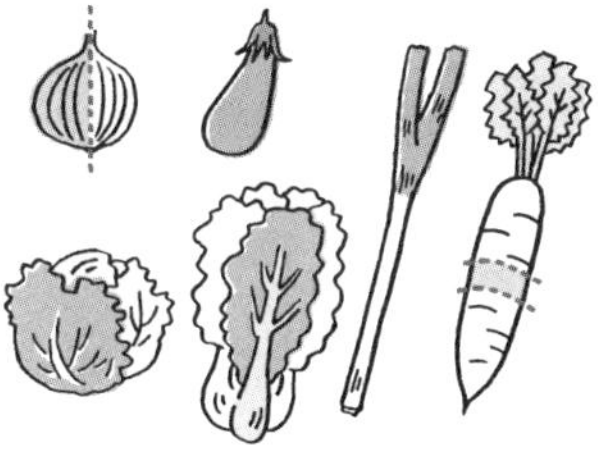

血管を若く保つ食生活④

塩分は「1日8グラム以内」を目標に

塩分の過剰摂取は高血圧を招き、血管に負担をかけます。

「血管力」のためには、塩分を控えた食事を心がけましょう。

食卓には塩やしょうゆ差しが常備されていて、なんにでもかけてしまう人や濃い味が大好きという人は、間違いなく塩分を過剰にとっています。血管もかなりのダメージを受けていることでしょう。

塩分が血圧を上昇させるメカニズムを簡単にお話ししましょう。

塩分をとると血液中の**「ナトリウム」濃度が上昇**します。

血液の成分は常に一定になるようコントロールされているので、血液中のナトリウムの濃度を薄めるために、**体は血液中の水分を増やそう**とします。塩辛いものを食べたときにのどが渇くのは、体が水分を欲しているためです。

そうすると、血管を流れる血液の量が増え、**血管内の圧量が上昇して血圧が高くなります。**全身に送られる血液量が増えるので、心臓はより多くの血液を送りだそうとして強く収縮し、それによって**さらに血圧が上昇**します。

また、血液中のナトリウムが血管の内膜や中膜に侵入すると、**血管内皮細胞がむくんでしまい、その機能が低下**してしまいます。

血管の筋肉中にナトリウムが入り込むと、交感神経が刺激されて**血管が収縮してしまい、高血圧を招く**ことになります。

塩分の過剰摂取は、こうして**さまざまな側面から血圧を上昇させ、**血管に負担をかけて動脈硬化の進行につながってしまいます。

楽しみながら「減塩生活」のすすめ

食事で摂取する塩分の量を減らせば、塩分の過剰摂取による高血圧は予防・改善することができます。

ただし、塩分をとったときにどのくらい血圧が上昇するかという、**「食塩感受性」**は人によって異なります。塩分を控えても血圧が下がりにくい、逆に塩分をたくさんとっても血圧が上がりにくいというケースもあります。

とはいえ、継続的に塩分を多くとっていると、徐々に「食塩感受性」が高くなっていくので、いずれにせよ血管のためには減塩を心がけましょう。

高血圧学会は、高血圧予防のためには**「塩分の摂取量を1日6g未満」**としていますが、日本の食生活を考えると現実的には難しいと私は感じています。

患者さんからも、

「1日6gはつらいです」

「ごはんがおいしくありません」

といった言葉を聞くことが少なからずあります。

食事は毎日の楽しみのひとつです。せっかく食べるのであれば、おいしいごはんを食べたいに決まっています。減塩にこだわるあまり、食のおいしさが失われてしまっては本末転倒です。

ただ、塩分のとりすぎはよくないことは間違いありません。6gは難しいにしても1日8gを目指してみませんか。

減塩でも工夫しだいでおいしい食事になります。具体的な実践方法をいくつか紹介するので参考にしてください。

はじめよう!
簡単、楽しくできる「減塩生活」

□漬け物、梅干し、佃煮、明太子、塩鮭など塩蔵品を控える
□かまぼこ、ちくわ、ハム、ソーセージなど塩分の入った加工食品を控える
□ラーメンやうどんの汁は残す
□みそ汁やスープは具だくさんにして、1日1回までとする
□昆布やかつおぶしでおいしいだしを濃いめにとる
□新鮮な旬の食材を使って、素材の味を楽しむ
□減塩調味料を活用する（塩・みそ・しょうゆなど）
□レモン、ゆず、すだち、かぼすなど柑橘類を風味づけに活用する
□とうがらし、しょうが、こしょう、カレー粉など香辛料を活用する
□しそ、ねぎ、にんにく、タイム、ローズマリーなどのハーブを香味野菜として活用する
□酢、ケチャップなど塩分の少ない調味料を活用する
□しょうゆやソースはかけるのではなく別の皿に入れて「つけて食べる」
□パック入りのしょうゆやソース、ドレッシングは残す

血管を若く保つ食生活⑤

糖尿病にも有効！「食べる順番を変えるだけ」で健康になる

ふだん食事をするときに、**「食べる順番」**を意識されていますか？

食べる順番を変える、ただそれだけで「血管力」を高めることができます。

やり方は簡単です。**野菜から先に食べて、ごはんを最後に食べる**だけです。

「そんな単純なことで」と驚かれるかもしれませんが、これは糖尿病の治療にも有効な食事療法として認められていて、近年、注目されています。

野菜から食べることでどうして「血管力」がアップするのか、わかりやすくご説明しましょう。

メリット1　野菜を食べるようになる

野菜から食べることを意識すると、それだけで野菜を食べる量が増える

メリット2　よく噛んで食べるようになる

野菜には「食物繊維」が多く含まれているので噛みごたえがあり、自然によく噛んで食べるようになる。よく噛んで食べると、満腹感を覚えやすく、食べ過ぎ予防にもなる。早食いの人は、お腹いっぱいと満腹中枢が指令を出す前に食べきってしまうので、食べ過ぎてしまう

メリット3　塩分が控えられる

ごはんと別におかずだけ食べると、ふだんの味つけを濃く感じるようになる。自然と薄味になって、減塩につながる

メリット4　食後の血糖値が抑えられる

ごはん、パン、めん類、いも類など炭水化物を多く含むものを先に食べると、食後に血糖値が急上昇するため血管に負担がかかる。野菜から先に食べると、糖質の腸管での吸収がゆるやかになり、急激な血糖値の上昇を避けることができる。炭水化物を最後に食べるので、食べ過ぎ予防にもなる

メリット5　中性脂肪やコレステロールが改善する

血糖値が急上昇すると、使い切れずに余ったブドウ糖は中性脂肪として蓄積される。野菜から食べると中性脂肪の数値も下がるケースが多く、その後、コレステロールの数値も改善することがある

食べる順番を変えるだけで、こんなにいい効果につながるのですから、食事のときは「野菜から食べる」を意識して実践してみてください。

それだけで「血管力」がずいぶん高まるはずです。

血管を若く保つ食生活⑥

「脂肪をため込みやすい時間」に気をつける

肥満（メタボリックシンドローム）は「血管力」を低下させる大きな要因です。肥満の予防・改善は「血管力」アップには欠かせません。

1回の食事の中の食べる順番だけでなく、**食事をする時間帯を意識するだけ**で肥満予防になります。

「BMAL1（ビーマルワン）」という物質をご存じですか？

私たちの体内には、ある一定のリズムが存在しています。夜になると眠くなり、朝になると目覚めるのは、体がこのリズムに沿って生命活動を営んでいるためです。

このリズムは**「体内時計」**と呼ばれます。BMAL1は体内時計に関係する遺伝子であると同時に、**脂肪の分解を抑制して体内にため込みやすくする**働きがあります。

最近の研究で、ＢＭＡＬ１は１日のうちの**時間帯によってその強さが変化する**ことが明らかになりました。

夕方６時ごろから徐々に作用が強くなり、深夜２時ごろにもっとも強くなったあとで、徐々に弱まっていきます。

ＢＭＡＬ１の作用が強い時間帯に食事をすると太りやすく、ＢＭＡＬ１の作用が弱くなる時間帯に食事をとると肥満予防になります。

つまり、

- ＢＭＡＬ１の作用がもっとも弱い午後２時前後に昼食を食べる
- ＢＭＡＬ１の作用が強くなる前の夕方６時ごろに夕食をすませる

これが太りにくい食事のベストタイミングです。

ただ、仕事によって難しいこともあるでしょう。私の場合は、夕食を6時に食べるのは難しいので、昼食を2時前後にとっています。夕食は8時ごろに妻の手料理を食べ、朝食は野菜ジュースだけにしています。

朝食を野菜ジュースだけにしているのも、BMAL1の影響を考えてのことです。実は、**朝6時は夜の10時ごろと同じくらいBMAL1の作用が強くなるタイミング**です。そのため、**朝食をしっかり食べると太りやすくなる**のです。

一般的には朝食をしっかりとったほうがいいとされていますが、夕食を遅い時間にしっかり食べる人は、朝食は軽くすませたほうがよいのです。

もしくは夕食を軽くすませて朝食をしっかりとるか、どちらかの選択になるでしょう。

血管を若く保つ食生活⑦

「適量のアルコール」は脳梗塞の予防にいい!?

風呂上がりのビールはやめられない、そんな人は多いのではないでしょうか。ストレス解消のためにお酒を飲む人もいらっしゃるでしょう。

アルコールは適度にとれば「血管力」を高めてくれます。飲み方に注意すれば、「酒は百薬の長」となるでしょう。

九州大学が福岡県久山町で行なった大規模な疫学調査によると、少量のアルコールの摂取は**脳梗塞の予防に役立つ**という報告があります。まったく飲まない人よりも、適量のアルコールを飲んでいる人のほうが、脳梗塞の発症率が低かったそうです。

そのほか、適量のアルコールが**心疾患の発症予防**に役立つことや、**死亡のリス**

クを減らすなど、少量の飲酒を支持する研究データが発表されています。

適度なアルコールは血液循環をよくするので、「NO」の分泌を促してくれ、「血管力」アップに効いているのでしょう。

ただし、飲み過ぎは厳禁です。1日の適量を守り、1週間に1日は休肝日を設けてお酒と上手につきあうようにしてください。

参考までに、男性の1日の適量をご紹介します。女性はこれらの分量のおよそ半量と考えましょう。

お酒の種類ごとの男性の1日の適量

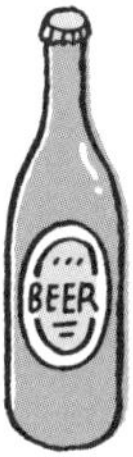

ビール
中瓶1本程度

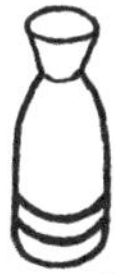

日本酒
1合程度

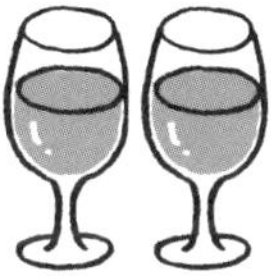

ワイン
グラス2杯程度

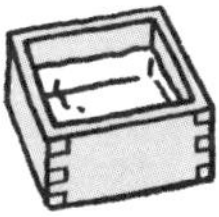

焼酎
半合弱

ブランデー
ダブル1杯程度

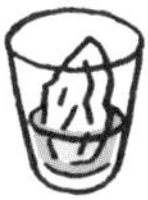

ウィスキー
ダブル1杯程度

（日本高血圧学会『高血圧治療ガイドライン2009』より）

血管を若く保つ運動

運動は「食後30〜60分」が効果的

第2章では「NO力」を高める「NO体操」を紹介しました。
運動で「血管内皮細胞」を直接刺激すると、「NO」の分泌が促されて「血管力」アップにとても効果的です。ここでは運動するタイミングや、より効果を高めるポイントをご紹介しましょう。

患者さんから、運動をするタイミングについて質問されることが多いのですが、この判断は専門家によって異なります。

私は、食後、高血糖を早めに安定させるということを考えて、**食後の運動をおすすめしています。**

血糖値は食後1～2時間後にもっとも高くなります。このとき消費しきれなかったブドウ糖はグリコーゲンとして肝臓に蓄えられたり、脂肪細胞に貯め込まれたりしてしまいます。

食後に運動をして血液中のブドウ糖を使うと、高血糖状態が早めに改善されて中性脂肪へ合成される量が減り、「血管力」のサポートになります。

患者さんには**「食事をしてから30分から1時間以内に10分程度歩きましょう」**とおすすめしています。

食後30分ほどは消化のために体を休ませて、食後1時間までの間に10分程度の有酸素運動を行なうようにしましょう。

少し食べ過ぎたときや体重を落としたいときには、これにさらに10分追加するなどするとよいでしょう。

1回の運動時間は10分でも、1日3回行なえば合計30分。1日の運動量としては十分です。

かつては、運動は連続して20分以上行なわないと効果が出ないといわれていましたが、そんなことはありません。

確かに、連続した運動で調べると内臓脂肪や皮下脂肪は20分を過ぎるころから使われ始めますが、**血液中のブドウ糖は10分程度の運動でも燃焼されます。**

食後血糖値を下げて「血管内皮細胞」への負担を減らすには、10分の運動でも十分に効果があります。

私が「朝のウォーキング」をすすめない理由《ワケ》

朝は運動に適していない時間帯なので、運動は昼食後や夕食後、おやつのあとなどがおすすめです。

朝の運動は、もともと**血圧が高い人や高齢者には危険なので控えたほうが安心**です。

心筋梗塞や脳卒中の発作は、起床後1時間以内、もしくは午前中に多く起こるといわれています。

午前中は副交感神経が優位な状態から交感神経が優位な状態へと切り替わる時間帯なので、血管が収縮して血圧が上がりやすくなっています。そんなときに運動をすると、血管に負担がかかってしまいます。

運動をするなら午後からにしましょう。どうしても朝に運動したいのであれば、少し早寝早起きをして、水分補給だけか軽めの朝食をとり、起床後1時間ほどたってからウォーキングすることをおすすめします。

食べ過ぎてしまった日には……「なかったこと運動」でリセット！

私は、とくに夕食後の運動をおすすめしています。夕食後は昼休みに比べると時間が多くとれるので、15分、もしくは10分を2セットなど、まとまった運動をすることができるのではないでしょうか。

夕食後の運動を、私は**「なかったこと運動」**と呼んでいます。その日、食べ過ぎた食事を運動によって「なかったことに（消費）」するからです。ブドウ糖が脂肪になって蓄積する前に、こまめな運動で血液中のブドウ糖や脂質を使いきれば、肥満の予防・改善だけでなく、「血管内皮細胞」への負担を減らすことにもなります。

1食で食べ過ぎたとしても、1回であればそれほどたくさんではありません。その日のうちに運動で解消できるのであれば、毎日こまめに運動したほうがいいに決まっています。

また、夜はBMAL1《ビーマルワン》の作用が強いので、夕食を食べ過ぎると、そのまま脂肪に蓄積されてしまいます。その予防や改善にも食後の運動が効果的です。

家の中で手軽にできる運動として、**「踏み台昇降運動」**を患者さんにはおすすめしています。踏み台昇降運動は、階段を一段上ったり下りたりするだけの簡単な動作です。階段がない場合は、15〜20センチの高さの踏み台を用意しましょう。

「本を重ねて台にした」という患者さんがいらっしゃいましたが、これは安定せず危険なので絶対やめてください。

手ごろな高さの台が見つからなければ、ウォーキングをおすすめします。

ウォーキングなど有酸素運動をしたあと、水分補給をしてから入浴し、入浴から1～2時間経ってから就寝するのが理想的です。

雨の日や冬の寒い日には、家の中でも有酸素運動が可能です。

テレビの前で大きく腕を振り、足を高く上げてその場でウォーキングしましょう。

もう少し運動量を増やしたい場合は、その場で軽くジョギングしてみてもいいでしょう。

血管を若く保つ睡眠

血管は「あなたが寝てる間に」修復される

血管のためにも、ぐっすり眠るようにしましょう。

とはいえ、現代人は「眠れない」という悩みを抱えている人が少なくありません。私自身、30~40代のころは忙しさから睡眠時間があまりとれず、平均睡眠時間は2~3時間でした。

睡眠不足が血管によくないことはわかっていたので、45歳を過ぎてからこのままではまずいと感じ、意識して睡眠時間をとるようにしています。

私たちは睡眠をとることで脳や体を休息させています。睡眠の直後から3時間ほど分泌されるという「成長ホルモン」は、体内の新陳代謝を促して、体が受けたダメージを修復します。実は、**血管も睡眠中に修復されている**のです。

また、睡眠中は「副交感神経」が優位になって、心身ともにリラックスした状態です。**心拍数が下がり、血圧も下がるため、血管への負担が減ります。**

ぐっすり眠ることが「血管力」を高めているのです。

短すぎる睡眠時間は「交感神経」の緊張を招くので、血管にはよくありません。寝不足が続くときには、ほぼ例外無く血圧が上昇しています。

また、睡眠不足は食生活にも悪影響を与えます。満腹感を得られにくくなったり、食欲を出させるホルモンが出たりするので、睡眠不足だとふだんより食べてしまうのです。深夜になるとお腹がすいてくるのはそのせいです。BMAL1《ビーマルワン》の作用が強い、太りやすい時間帯にバクバクと食べていれば、メタボへまっしぐらとなるでしょう。

眠れないでいると、体の疲れがとれず、翌日の行動にも支障が出てしまいます。体を動かすモチベーションが下がるので、運動不足から肥満につながることも指摘されています。毎日をすこやかに過ごすためにも、ぐっすり眠るようにしましょう。

6時間？　8時間？ 医学的な「最適睡眠時間」は？

患者さんからは「どのくらい眠ればいいのですか？」という質問をよく受けるのですが、必要な睡眠時間は人によって異なります。6時間眠れば充分という人もいれば10時間以上眠らないとつらいという人もいます。

睡眠時間は、短過ぎても長過ぎてもよくありません。

実際、**睡眠時間が5時間未満、8時間以上というケースで病気が起こることが多い**といわれています。

6～7時間くらいが死亡率の低い睡眠時間とされています。

2014年春、厚生労働省から『健康づくりのための睡眠指針2014』が発表されました。

この中で、日本人の成人の睡眠時間は6時間以上8時間未満の人が約6割を占めており、これが標準的な睡眠時間と考えられるとしています。

さらに、睡眠時間は加齢とともに減っていき、10代前半までは8時間以上、25歳で約7時間、45歳には6・5時間、さらに65歳になると約6時間というように、20年ごとに30分くらいの割合で減少していくものだとしています。

ただ、仕事や家事に追われている年代が睡眠時間をしっかりとるのは難しいでしょう。そんなときには、少ない睡眠でも心身が回復できるよう、ぐっすり眠る「熟睡」を目指しましょう。

熟睡できるかどうかは眠る前の過ごし方にかかっています。よい睡眠をいざなうポイントをいくつかご紹介しましょう。

いい睡眠が、いい血管をつくる!
上質な眠りのコツ

□夕方の居眠りは夜眠れなくなるので避ける
□自分に合った寝具（枕や布団）を選ぶ
□ニコチン、アルコール、カフェインは寝つきを悪くするうえ、利尿作用があるので夜中にトイレで目が覚める。寝る前の日本茶やお茶、コーヒー、多量の飲酒、喫煙は避ける
□寝る前には38～40度のぬるめの湯に入る（熱い風呂に入ると交感神経が優位になって眠れなくなる）
□寝る前は激しい運動は避け、軽いストレッチで副交感神経を優位にさせる
□静かな音楽を聴く、照明を落として過ごすなど心身をリラックスさせる
□眠れないときにはいったん布団から出て気分転換するとよい
□夜、眠る前のテレビやインターネット、読書などは避ける

血管を若く保つ心の持ち方①

イライラ、嫉妬……マイナス感情は「血管力」低下のもと

ストレスは、血管を収縮させて血圧を上昇させ、「血管力」を低下させてしまいます。

ストレスと上手に付き合い、血管に負担をかけないようにしましょう。

ただ、現代社会ではストレスを避けて通ることは難しいでしょう。

とくに、**人への怒りやイライラ、嫉妬などは、交感神経を盛大に刺激して、血圧を上昇させます。**

怒りは、相手が思い通りにならない、自分と違う意見を持っているときに湧きやすいものです。こうしたストレスをためないためには、**「相手を変えようとしない」**ことが大切です。

たとえば、私は、現在、1日に100人くらいの患者さんを診察していますが、イライラしたり、怒ることはまずありません。

診察する際に、患者さんには**「生活習慣」**を変えていただくようお願いすることがあるのですが、患者さんの**「考え方」**や**「価値観」**を変えようとは思っていません。

患者さん自身が病識を持っていただけるように、生活習慣の乱れや生活習慣病が、実際に自身の血管力にどれだけ悪影響しているかを、感覚的にわかりやすいデータを見せながらお話しするようにしています。

その結果、どうしたいのかを自分で選択していただくのです。

喫煙者に禁煙をすすめた結果、険悪な雰囲気になるとお互いにストレスがたまりますよね。でも、現実問題として血管年齢が20歳も老化して、あげくに首の血管の壁には動脈硬化のコブができてしまっているとなれば、自ら禁煙したいといい出すことになるでしょう。それでも禁煙しないというのならそれでよいことにするわけです。

相手を変えようとしてイライラするのではなく、自分が変わればいいと思えば「まあ、いいか」と思えるようになります。

そうすれば、「どうしてこうなんだ」と怒りが湧いてくることもありません。むしろ、「そういう考え方もあるんだ」と相手を認められるようになります。

もちろん、治療のためにやっていただきたいことは、わかっていただけるまで根気よくご説明します。

「どうしてできないの」と思うのではなく、「どう説明すればわかってもらえるか」と考えるようにしています。**相手を変えるよりも自分が変わる**、それがストレス対策の第一歩ではないでしょうか。

血管を若く保つ心の持ち方②

頭に上った血をスッと下げる「呼吸法」

昔に比べれば、随分カーッとなることは減りましたが、ときには「ムカッ」とすることもあります。また、患者さんのなかには、「怒りをしずめるにはどうすればいいいんですか」と悩んでいる方もいらっしゃいます。

そんなときにおすすめしているのが**「腹式呼吸」**です。

腹式呼吸を行なうと、ストレスで緊張した筋肉がほぐれます。**体がほぐれると気持ちもほぐれてすっきり**します。70ページで紹介した「リラックス腹式呼吸」はオフィスでもできますので、イライラしたときにはやってみてください。

血管を若く保つ心の持ち方③

「怒り」＝「たばこ3本分のストレス」と心得よ

考え方を変えても、腹式呼吸をしても、どうしても怒りがおさまらない。そんなときはメモをとっておきましょう。

なぜ怒ったのか、相手が何をしたのか、そのとき自分はどう感じたのかを書いておくのです。

えんま帳のようなものですが、**書くことで冷静になったり、客観的になったりする**ので、気持ちを落ち着けるのにはいいのです。

あとで読み返したときに、「これくらいのことだったのか、まあいいや」と思えればしめたものですし、「こうならないためにはこうしよう」と対策をたてることもできます。

また、どうしても怒りがおさまらないときには、怒っている自分に何が起こっているかを考えるのもいいでしょう。

怒りで興奮しているときの体内では、**タバコを3本同時に吸っているときと同じようなストレスがかかっています。**

自分の体がそんなつらい状況になっているなんて、「怒っている」ことがもったいないと思いませんか?

怒ってイライラしたうえに、自分の体にそれほどのダメージを与える〝怒り〟は「血管力」を著しく下げてしまいます。

あなたの血管のためにも〝怒り〟を手放してあげてください。

第7章

教えて池谷先生！健康な体をつくる「常識」「非常識」

いよいよ最終章になりました。

もうすでに、みなさんは、最期の瞬間までイキイキと充実した人生を送るための〝一生モノ〟の知恵を手に入れています。あとは、実践あるのみです。

少しずつでいいのです。毎日の積み重ねが、1年後、10年後のあなたをつくるのです。

最後に、患者さんからよく質問されることを「Q＆A方式」でまとめました。どれも、勘違いされやすかったり、どうすればいいだろうと悩まされたりするものばかりです。ぜひ参考にしてください。

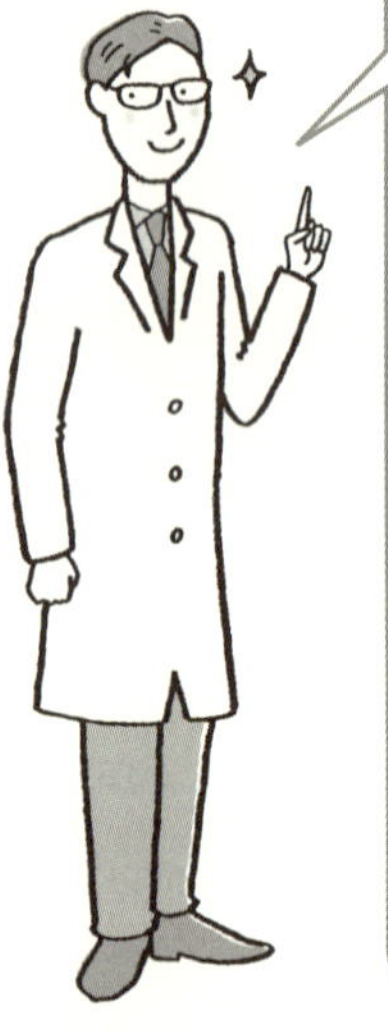

Q 1日に必要な野菜を食べるには？

A 「朝ジュース生活」を始めましょう！

これまで野菜をあまり食べてこなかった方がいきなり野菜をたくさん食べようとしても、なかなか難しいものがありますね。

そんな方には、私は朝のジュースをおすすめしています。

「プロローグ」でも書いたように、医師である私がメタボでは、どんな話をしても説得力がありません。そこで始めたことのひとつが朝のジュースです。

私の朝食は手づくりの「にんじんジュース」だけ。ほかには何も食べません。始めたころは物足りない感じがしましたが、慣れてくると昼食を食べるころまで空腹を感じなくなりました。

昼食をとるのはいつも午後2時くらいなので、かなり腹持ちがいいです。

たまに、朝食におにぎりやパンを食べることもあるのですが、そのときのほうがかえって昼前に空腹感に悩まされます。

これは、朝食に炭水化物をとって血糖値が上がり、しばらくしてインスリンが分泌され、血糖値が下がって食欲が出るからです。

にんじんジュースは血糖値をそれほど上げないので、インスリンの分泌量が抑えられ、血糖値の変動が少なくなります。その結果食欲に悩まされることがなくなるのです。肌の調子もよくなりましたし、美容にもいいのではないでしょうか。

いろいろな野菜や果物で試したのですが、やはりにんじん、りんご、レモンの組み合わせがいちばんです。ビタミンやミネラルがたっぷりとれますし、何よりおいしくて飲みやすいからです。

ミキサーでなく、ジューサーでつくりましょう。

とくに、低速石臼式ジューサーがおすすめです。このジューサーは、素材の栄養素を無駄なく絞り出してくれます。ジュースの中には、非水溶性食物繊維とともに水溶性の食物繊維がたっぷり含まれているので、絞りカスは食べる必要はありません。

1回のジュースの材料

にんじん1と½本（約250g）

りんご½個　レモン½個

さらに、不足しがちな「オメガ3系脂肪酸」をとるために、アマニ油やエゴマ油を、ティースプーンに2分の1〜1杯加えて飲んでいます。

アマニ油やエゴマ油は独特の苦味があるので、苦手な方は無理に加えなくてもかまいませんとお伝えしています。くるみやアーモンドをジューサーにかけてもよいでしょう。便秘が気になる人はエキストラバージンオリーブオイルを加えることをおすすめします。

野菜ジュースであれば、朝に限らず、野菜が不足した食事に追加してみることもおすすめします。

Q「ジューサー」と「ミキサー」どちらがおすすめ？

A ジューサーがおすすめです！

テレビや書籍などでジュースをおすすめしているので、ジュースのつくり方についての質問を受けることもあります。その中でとくに多いのが、ジューサーとミキサーの違いについてです。

どちらも同じようなものだろうと思われるかもしれませんが、ジューサーとミキサーでは機能がまったく違います。

ミキサーは材料をカッターで粉砕して混ぜ合わすブレンダーです。非水溶性の食物繊維がそのまま入っているので口当たりが悪く、分量も多くなります。ミキサーで私がおすすめしている分量でつくると、とても飲みきれない量になるでしょう。

ジューサーは材料をしぼり、ジュースと必要のないカスとに分離します。とくに、石臼でひくようにしぼる低速回転式のジューサーは、必要な栄養素を無駄なく絞り出してくれます。絞ったジュースの中には非水溶性食物繊維とともに、多くの水溶性食物繊維が含まれているので、絞りカスとして出る非水溶性食物繊維をムリに食べる必要はありません。

もしこれから購入されるのであれば、低速回転式のジューサーをおすすめします。ジュースに人気が高まっているので、最近はいろいろなタイプが販売されるようになりました。価格や機能などいろいろなので、自分に合うものを選ぶとよいでしょう。

Q 「糖質制限」はしたほうがいい？

A 「なんちゃって糖質制限」をおすすめします。

血糖値を上昇させる糖質（ごはん、パン、めん類、いも類、甘い果物、砂糖など）を制限して、血糖値の急上昇を避ける食事法が人気です。

糖尿病の治療やダイエット目的で実践される方が多いようです。

そもそも、生活習慣病と診断されている方は食べ過ぎています。それもごはんなど炭水化物（糖質）をたくさんとっていることが多くみられます。

糖質の過剰摂取は食後高血糖を招き、血管に負担をかけてしまいますし、血管の壁をサビさせてしまうのでとりすぎないほうがいいのです。

ただ、糖質（ブドウ糖）は私たちが体を動かしたり、脳を働かせたりするためのエネルギー源になりますから、体に必要なものでもあります。

とりすぎもよくありませんが、控えすぎても問題があります。

そこで私がおすすめしているのが、「血管内皮《けっかんないひ》細胞《さいぼう》」を守り、体重を増やすことなく、無理なくできる**「なんちゃって糖質制限」**です。

朝食はにんじんジュースのみ、昼食はタンパク質や野菜を中心にして炭水化物を控えめにし、夕食をしっかり食べるというやり方です。

糖質制限のなかには、何がなんでも糖質はとらないと厳密に行なうものもあるようですが、それは極端すぎます。あくまでもとりすぎが問題なのであって、まったく食べてはいけないというわけではありません。

私たちの体はエネルギー源として糖質を必要としています。食べ過ぎなければ問題ありませんし、むしろ適度に食べるようにしてください。

Q　コンビニ食は体に悪い？

A　そんなことはありません。選び方しだいです。

油っこいお弁当やカップラーメンなどが占める割合が多いので、「コンビニ食は不健康」というイメージがあるようですが、そんなことはありません。

実は、私の昼食は、クリニックの近くにあるコンビニエンスストアで調達することが多いのです。

最近はサラダのレパートリーが豊富になったので、いろいろ選べるようになってきました。基本は、野菜がたっぷり入っていて、それに蒸し鶏やゆで卵などタンパク質がトッピングされているものを選びます。

ドレッシングは別売りになっているものから、そのときの気分に合わせて選びます。

野菜だけではタンパク質が足りないので、いつもチーズをいっしょに食べるようにしています。ちぎってサラダに混ぜると、ドレッシングが少なくてもチーズ風味でおいしくなるのでおすすめです。

冬は具だくさんの野菜スープなどが販売されているので、サラダを減らしてスープを選ぶこともあります。

これだけ野菜をとれば十分でしょう。ときには、昼食だけで「健康日本21」で推奨されている1日の野菜摂取量（350g）をオーバーすることもあるくらいです。

Q おやつをどうしてもやめられません……

A 好きなものをちょっとだけ楽しみましょう。

コーヒータイムに甘いお菓子でほっとひと息つく、この幸せはなかなかあきらめられないでしょう。私もそのひとりです。

午後の診察が始まる前の午後3時ごろに、ブラックコーヒーとチョコレートやクッキーなどを少しだけ楽しみます。

おやつをこのタイミングにしているのは、午後2〜4時がBMAL1《ビーマルワン》（↓180ページ）の作用が1日のなかでもっとも弱い時間帯だからです。

朝にケーキやアイスクリームを食べると太らない、などという主張を聞いたことがありますが、そんなことはありません。朝はBMAL1の作用がまだ強いので、むしろ太りやすい時間帯と考えられるからです。

おやつを食べるのなら、午後2〜4時のコーヒーブレイクをおすすめします。

あとは、食べ過ぎないようにしましょう。ここでがまんできるかがポイントになります。食べ終わったら冷蔵庫にしまって見えないようにする、お菓子の買いだめをしないなど、見えないようにするとがまんできやすいようです。

チョコ好きとしては、おいしいチョコレートを多めのブラックコーヒーと一緒に少しだけ楽しむ、それが至福の時間だと感じています。

白状すると、私は無類の甘いもの好きなのです。昼食で炭水化物をとらないのは、コーヒーブレイクのための「甘いもの枠」を確保するためなのです。

おやつがとくに欲しくないという方は、昼食におにぎりやパンなどを、これまでの半分程度食べたとしても「なんちゃって糖質制限」になるでしょう。

どうしても甘いものを多く食べたいときには、その日の夕食の炭水化物を制限すると決めて、トータルで考える「なんちゃって糖質制限」を行なうという選択肢もあります。

Q 夕食はどんなものを食べるといい?

A 魚中心でときどき肉。ごはんは軽めにします。

夕食をとるのは8時くらいから。妻がつくってくれる料理を食べています。

魚が中心で肉はときどき、豆腐や野菜のおかずを何品かとみそ汁と、栄養バランスは配慮してくれているのでありがたいです。

ごはんは、食事の最後に軽く1杯いただきます。おかずを食べてお腹がいっぱいになったときには、ごはんを食べないこともあります。といっても、糖質をまったくとっていないわけではなく、おかずにじゃがいもやれんこんなど糖質が多いものを使っていることがあるので、これでもまったく問題ありません。

お酒は、赤ワイン、ウイスキー、日本酒など季節や料理に合わせて、そのときの気分で楽しんでいます。ときにはたくさん飲むこともありますが、翌日は休肝日にして肝臓を休めるようにしています。

Q 禁煙を始めて太ってしまったのですが……

A 禁煙はそのまま続けましょう！

確かに、禁煙すると太ってしまったという話はよく聞きます。

太ると動脈硬化を促進するのは事実なので、「太るくらいだったら禁煙しない」といわれると強く禁煙をすすめられませんでした。

ところが、これをくつがえすような研究結果が2013年に発表されました。アメリカのフラミンガム研究は、アメリカのマサチューセッツ総合病院の医師らが、過去25年にわたって追跡調査を行なっている大規模な疫学調査です。得られたデータを分析したところ、禁煙によって体重は増えるけれど、それによって減少する心血管リスクは、体重が増えることによるリスクを大きく上回っていたことが明らかとなったのです。

また、同じ研究では、禁煙することで、血管が受けているさまざまなダメージを取り戻せる可能性も示唆されています。

これだけ禁煙がよいことを裏づけるデータがあるのですから、血管事故を防ぐためには〝まず禁煙〟で間違いありません。

Q コレステロールは高いほうがいい？

A 高コレステロールは動脈硬化のリスクファクターです。

最近、コレステロールが多少高いほうがいい、という説を耳にします。ある研究で「40～50歳やもっと高齢の人では、総コレステロールの数値が高いグループのほうが、ガンの死亡率や総死亡率が低い」というデータが発表されたことから、こうした説が一人歩きするようになりました。

よく読んでみてください。「40～50歳やもっと高齢の人」ということは、80歳や90歳を超えた高齢者も含まれます。高齢になると栄養状態は悪くなりがちで、ガンや肺炎など血管事故以外での死亡が増えます。そう考えると、総コレステロールが低い人ほど死亡率が高くなるのは自然なことだと考えられます。「コレステロールが低い人の死亡率が高い」は「コレステロールが高い人は長生き」という解釈にはなりません。

高コレステロールが動脈硬化のリスクファクターであることは、さまざまな大規模疫学調査によって明らかになっています。

適正なコレステロールの数値は、コレステロール以外のリスクファクターによって判断が変わります。

一概に、「高くても問題ない」とはいい難く、医師の指示を仰ぐことをおすすめします。

治療方針を立てる際に、有用なのが「血管力検査」、つまり、「血管年齢検査」や「頸動脈エコー検査」です。

これらの検査結果で少しでも異常があるなら薬の内服など治療を前向きに考えましょう。また、血管がしなやかで、頸動脈にプラークも無いような状態であれば、生活習慣に注意して経過観察することも正しい治療法のひとつといえます。

Q 年齢よりも若く見える秘訣を教えてください！

A 生活改善の結果が表われたのでしょう。

手前味噌のようで恥ずかしいのですが、テレビの取材や雑誌のインタビューなどで「肌がきれいです。どうしたらそんなツヤ肌になるんですか？」と聞かれることがあります。また、自分よりも年下の方から、年下だと勘違いされ続けていたこともありました。

これは、血管を若返らせるために始めた生活習慣の改善が、「血管力」を高めたからだと感じています。

実際、45歳のころは、身長173センチ・体重68キロと、いまに比べるとややぽっちゃりしていました。血管年齢は45歳だったので年相応です。ただ、肌は乾燥ぎみでカサカサしていたように覚えています。

にんじんジュース、運動、ストレスマネジメントなど「血管力」アップを心がけたいま、体重は64キロ、血管年齢は38歳まで若返りました。肌の状態はとてもよく、45歳のころよりもハリがあるように感じます。

血管年齢を若返らせるためにやったことは、食事の改善、運動、睡眠時間を少し長くしたくらいでしょうか。朝のにんじんジュースを飲み始めてから、体調の変化も実感しました。自分自身がやってみて、その効果を実感しているからみなさんにも自信を持ってすすめられます。

声なき血管の変化に敏感になり、「NO力」「血管力」を高める生活を行なっていただきたい、そう願っています。

本書で紹介していることは、どれも誰にでもできることばかりです。食生活の改善や運動を始めることを、最初はおっくうに感じるかもしれませんが、20年、30年後のあなたの血管寿命のために、まずは始めてみませんか。

（了）

本書は、本文庫のために書き下ろされたものです。

池谷敏郎（いけたに・としろう）

医学博士。池谷医院院長。

1962年東京都生まれ。東京医科大学医学部卒業後、同大学病院第二内科に入局。血圧と動脈硬化について研究する。1997年、池谷医院理事長兼院長に就任。専門は内科・循環器科。現在も臨床現場に立つ。

血管、血液、心臓などの循環器系のエキスパートとして、テレビ番組『駆け込みドクター！』にレギュラー出演。そのほか『世界一受けたい授業』をはじめ数々のテレビや、雑誌、新聞、講演など多方面で活躍中。わかりやすく歯切れのいい医学解説が好評を博している。

東京医科大学循環器内科客員講師、日本内科学会認定総合内科専門医、日本循環器学会循環器専門医としても活動。

著書に『血管を強くして突然死を防ぐ！』（すばる舎）、『最新医学常識99』（祥伝社）など多数がある。

知的生きかた文庫

「血管《けっかん》を鍛《きた》える」と超健康《ちょうけんこう》になる！

著　者　池谷敏郎《いけたにとしろう》

発行者　押鐘太陽

発行所　株式会社三笠書房

〒一〇二-〇〇七二　東京都千代田区飯田橋三-三-一

電話〇三-五二二六-五七三四〈営業部〉

　　〇三-五二二六-五七三一〈編集部〉

http://www.mikasashobo.co.jp

印刷　誠宏印刷

製本　若林製本工場

ISBN978-4-8379-8271-5 C0130